Vorwort

Liebe Leserin, lieber Leser,

medizinische Qualität in der Praxis ist doch selbstverständlich!

Das habe ich seit Beginn meiner Tätigkeit als niedergelassener Anästhesist, Notarzt und Praxisinhaber vorausgesetzt. Trotzdem begeisterte mich ab 2004 die Mitarbeit an der Entwicklung des QEP®-Systems (QEP® = Qualität und Entwicklung in Praxen, Qualitätsmanagement-System) als Projekt der Kassenärztlichen Bundesvereinigung. Es gibt durchaus Erfahrungen aus anderen Bereichen, wie aus der Industrie oder dem Hochrisikobereich Luftfahrt, die wir in unseren Praxen nutzen und für unsere Bedürfnisse anpassen können und müssen.

Dieser Blick über den Tellerrand und die damit verbundenen Einblicke in effektive Organisationsstrukturen ist hochinteressant! Wenn die häufigsten und wichtigsten Arbeitsabläufe in der eigenen Praxis geplant werden, fallen „Abweichungen" schneller auf und Fehler können somit vermieden werden. Sich wiederholende Abläufe und Prozesse können für alle Mitarbeiter nachvollziehbar und transparent gestaltet werden. Sind sie einmal dokumentiert, erfolgt die Einarbeitung neuer Mitarbeiterinnen und Mitarbeiter schneller und vollständiger; auch beim Ausscheiden von Mitarbeitenden geht kein „Herrschaftswissen" verloren.

Besonders bei der Kommunikation in der Praxis kann Qualitätsmanagements (QM) eine starke Verbesserung bewirken. Mit einem Organigramm können Zuständigkeiten definiert und Verantwortlichkeiten geklärt werden; das erspart unnötige Diskussionen. Außerdem macht es Spaß.

Der häufige Trugschluss ist, wenn Praxisinhaberinnen und Praxisinhaber meinen, sich ein QM einkaufen zu können. Idealerweise entwickelt das gesamte Team das praxisindividuelle Qualitätsmanagement gemeinsam – das ist die Grundlage dafür, dass das System von allen angenommen werden kann, gelebt und weiterentwickelt wird. Dann wird es zu einem brauchbaren Management-Werkzeug. Die Abläufe in der Praxis werden transparent, nachvollziehbar und durch den kontinuierlichen Verbesserungsprozess immer effektiver.

Warum sollen wir niedergelassenen Ärztinnen und Ärzte unsere Praxen nicht ebenso in ihren Abläufen verbessern (die Organisation entwickeln), Fehler bemerken und wirksam vermeiden (Fehlermanagement betreiben) und somit Risiken für uns, die Patienten und unsere Mitarbeiterinnen und Mitarbeiter möglichst ausschließen (wirksames Risikomanagement), wie dies beispielsweise in der Luftfahrt getan wird?

Anfang der 2000er Jahre war die Einführung eines QM in der Praxis eine freiwillige Maßnahme. Das änderte sich im Jahr 2010 mit den Vorgaben des Gemeinsamen Bundesausschusses (GBA), der die Einführung eines praxisinternen Qualitätsmanagements vorschrieb. Von der Freiwilligkeit wurde es damit zur Verpflichtung, innerhalb von 3 Jahren nach Niederlassung oder Ermächtigung ein praxisinternes QM einzuführen und aufrechtzuerhalten. Wer sich an den Vorgaben des GBA orientiert, kann mit überschaubarem Aufwand ein praxisinternes QM aufbauen und damit den Vorgaben Genüge tun.

Die Kassenärztliche Bundesvereinigung bietet vielfältige und auch kostenlose Materialien an und hat ein eigenes Qualitätsmanagementsystem entwickelt, das die DIN-ISO-Systematik für Dienstleistungsbereiche auf die Praxiswirklichkeit herunterbricht und übersetzt. Auch das QEP®-Manual und der QEP®-Qualitätszielkatalog beinhalten viele Mustervorlagen und Unterstützungsmaterialien. Innerhalb des QEP®-Systems werden auch Querverweise zu den Vorgaben des GBA aufgezeigt.

Ich hoffe, Ihnen mit diesem Buch einen niederschwelligen Einstieg in das Qualitätsmanagement zu ermöglichen. Sinnvoll ist es, beim ersten Einstieg in das QM Unterstützung von außen zu holen, z. B. in Form eines Einführungsseminars oder der Begleitung im Rahmen einer praxisinternen Auftaktveranstaltung, bei der das ganze Team ins Thema mitgenommen wird.

Umsetzung und Weiterentwicklung können und sollten jedoch in Eigenregie erfolgen – es ist ihr praxisinternes QM!

Und lassen Sie sich keine Zertifizierungen verkaufen! Der GBA schreibt diese nicht vor. Sinnvoller sind regelmäßige interne (jährliche) Überprüfungen des QM im Sinne eines internen Audits.

Maierhöfen, im September 2022

Dr. Guntram Fischer

Inhaltsverzeichnis

1 Von Einheiten über SPC und Null-Fehler-Programme zum Total Quality Management

Qualität[1] ist nichts Neues:

Ansätze zur Definition von bestimmten Eigenschaften spielten bei der Herstellung und dem Tausch von Gütern bereits im Altertum eine wichtige Rolle. So führten die Babylonier Längen- und Gewichtseinheiten ein, die später von den Römern und Griechen weiterentwickelt wurden. Mit zunehmender Handelstätigkeit im Mittelalter stieg auch die Bedeutung des Begriffs „Qualität". Die Zünfte schrieben ihren Mitgliedern zur Sicherung der Qualität definierte Produktionsmethoden vor.

Die Ausbildungsgänge in den heutigen Lehrberufen in Handwerk, Industrie und Dienstleistungssektor enthalten definierte Curricula und Teilprüfungen in den Berufsschulen und im Rahmen der überbetrieblichen Ausbildung für bestimmte Kompetenzen (z. B. „Maschinenkurse") und schließen mit theoretischen und praktischen Prüfungen vor Fachgremien ab.

Im Automobilsektor wurde unter dem Begriff des „Scientific Managements" ein Ansatz eingeführt, der die Prozesssteuerung von Arbeitsabläufen durch detaillierte Vorgaben managen sollte. Mit dem Aussortieren nicht funktionierender Teile durch einen „Inspekteur" begannen erste Ansätze (neben der Arbeitsteilung) einer wissenschaftlich orientierten Betriebsführung.

W.A. Shewardt und W.E. Deming führten ab 1930 Qualitätsregelkarten ein, um Prozesse mittels Stichproben zu überwachen (Statistical Process Control – SPC). Diese vorbeugenden Qualitätsmaßnahmen wurden auch in anderen Bereichen als Qualitätssicherungsmaßnahmen ab den 1960er Jahren eingeführt.

---

[1] Der Duden: lateinisch qualitas = Beschaffenheit, Eigenschaft, zu: qualis = wie beschaffen

Daraus entstanden Fehlervermeidungsprogramme, wie mit dem Grundsatz „Doing it right the first time" („Es beim ersten Mal richtig machen") beschrieben, die als Null-Fehler-Programme zuerst in der amerikanischen Rüstungsindustrie eingeführt wurden.

Nach Philip B. Crosby werden die vier Eckpfeiler der Qualität folgendermaßen definiert:

- Qualität wird als Grad der **Übereinstimmung mit Anforderungen** definiert („Quality is conformance to requirements").
- Das Grundprinzip der Qualitätsplanung ist **Vorbeugung.**
- **Null-Fehler-Prinzip** muss zum Standard werden.
- Qualitätskosten sind die Kosten für eine Nichterfüllung der Anforderungen.

1.1 Fehlermanagement

Da bis in die 1960er Jahre die Bedeutung von Motivation und Fähigkeiten der Beschäftigten kaum beachtet wurden, befragte man die Mitarbeiter nach den Gründen für Fehler und es wurden Wege gesucht, wie diese Fehlerursachen zu vermeiden sind. Es wurde also nicht mehr gefragt: „Wer hat einen Fehler gemacht?" sondern: „Warum kam es zu diesem Fehler?"

In den 1970er Jahren findet man aus dem japanischen Schiffsbau kommend erste Ansätze zur „kontinuierlichen Verbesserung der Leistungsprozesse", welche bis Mitte der 1980er Jahre vor allem durch Motorola zu einem Modell der „Null-Fehler-Strategie" oder „Six-Sigma" bekannt ist.

Mit der Einführung des Total Quality Managements[1] (TQM) wurde das Qualitätsmanagement zu einer Aufgabe der obersten Führungsebene.

[1] TQM bezeichnet eine durchgängige, fortwährende und auf alle Bereiche einer Organisation ausgedehnte Kontrolltätigkeit. Damit wird Qualität als Systemziel betrachtet und dauerhaft garantiert.

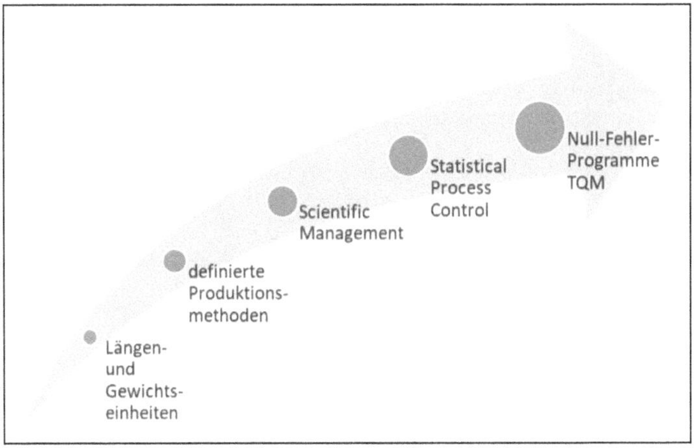

Abb. 1: Entwicklungsschritte des Qualitätsgedankens

1.2 Qualität in Europa

Die European Foundation for Quality Management (EFQM) schuf nach den europäischen Bedürfnissen in der Folge den EFQM-Standard, welcher noch über das TQM-Modell für Qualitätsmanagement hinausgeht.

1.3 Qualität im deutschen Gesundheitswesen

Gerade im Gesundheitsbereich ist das Qualitätsmanagement zwischenzeitlich mit seinen engen inhaltlichen Beziehungen zur Organisationsentwicklung und zum Fehler- und Risikomanagement ein wichtiger Bestandteil der gesamten medizinischen Leistungserbringung über alle Sektoren hinweg geworden. In der Medizin sind bereits einige qualitätsfördernde Maßnahmen etabliert, wie Kolloquien, Morbiditäts- und Mortalitätskonferenzen, Visitationen, Peer-Review-Verfahren, Intervisionen, Hospitationen und Qualitätszirkel.

2 Warum Qualitätsmanagement in der Arztpraxis?

Mit gesundem Menschenverstand ist erkennbar, dass mit nachvollziehbaren und klaren Handlungsabläufen in der Praxis die Wahrscheinlichkeit erhöht wird, gute Ergebnisse zu erzielen und Fehler zu vermeiden.

Besonders in den Arztpraxen sind wir es gewohnt, sehr strukturiert zu arbeiten. Der systemimmanente Ablauf von Anamnese, körperlicher Untersuchung, gezielter Diagnostik und darauf aufbauender Therapie beschreibt die klar strukturierte Vorgehensweise.

Der Qualitätsansatz geht jedoch weiter: Auch unsere gesamten Abläufe in der Praxis sind planbar und regelmäßig zu überprüfen, ob sie auch so durchgeführt werden wie geplant. Das setzt voraus, dass zuerst einmal definiert werden muss, wie die Prozesse ablaufen sollen.

Optimierungen werden integriert und immer wieder kritischen Überprüfungen unterzogen, inwiefern sie sich bewährt und damit zu einer Verbesserung der Patientenversorgung beigetragen haben. Treten Störungen im Ablauf oder Fehler auf, werden diese analysiert und entsprechende Änderungen in den Ablauf integriert.

Daraus ergibt sich konsequenterweise ein immer wieder zu durchlaufender Kreis, der als PDCA- oder Deming-Zyklus bezeichnet wird *(Abb. 2)*.

Die Buchstaben P-D-C-A bedeuten:

- **P**lan: Was ist geplant?
- **D**o: Wie wird es umgesetzt?
- **C**heck: Überprüfung: Ist das Geplante erreicht worden?
- **A**ct: Müssen Verbesserungen oder Veränderungen getätigt werden, um das ursprüngliche Ziel zu erreichen?

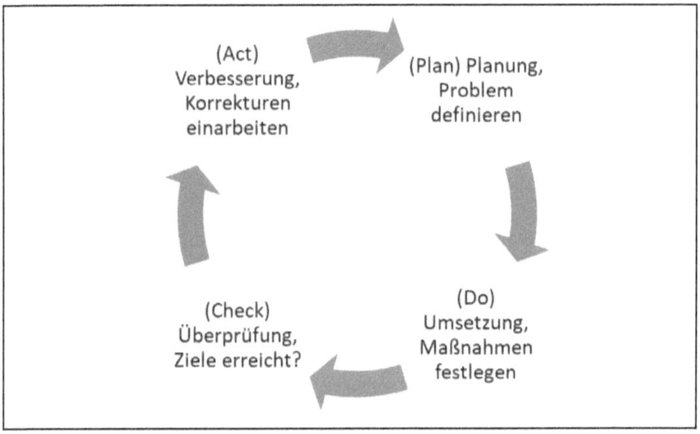

Abb. 2: Der PDCA-Zyklus

Wenn diese Vorgehensweise konsequent und immer wieder für die Abläufe und Prozesse einer Praxis durchgeführt wird, wird im Laufe der Zeit das Qualitätsniveau steigen. Das stellt den Beginn eines kontinuierlichen Verbesserungsprozesses dar.

Die grundlegenden Prinzipien bestehen also in einer Planung und Transparenz der Abläufe und Strukturen für Mitarbeiter, Patienten und Kollegen. Das Augenmerk der Praxisleitung wird auf eine Sicherung und Verbesserung der Qualität der erbrachten Leistungen als kontinuierlicher Prozess gelenkt.

Dies bedarf eines gewissen Dokumentationsaufwandes, der als Basis eines QM unabdingbar ist.

Ein „gelebtes" Qualitätsmanagement führt zu einer Verbesserung des Unternehmens Arztpraxis in Struktur und Qualität und kann auch haftungsrechtliche sowie finanzielle Risiken vermindern oder gar vermeiden.

Ziel ist es, einen kontinuierlichen Verbesserungsprozess (KVP) anzustoßen und fest zu implementieren, der die Performance der Praxis stetig verbessert. Damit kann einerseits der Aufwand für die Leistungserbringung reduziert werden (schonender

Einsatz der Ressourcen Personal und Zeit), während auf der anderen Seite weniger Fehler und damit weniger Korrekturmaßnahmen zu einem besseren Ergebnis führen (Senkung der Qualitätskosten).

Standardisierte Abläufe sind dabei nicht nur hilfreich, sondern zwingend notwendig.

Durch ein QM wird besonders durch die Verschriftlichung der Maßnahmen ein „Praxisgedächtnis" aufgebaut, welches sowohl die Aneignung von „Herrschaftswissen" verhindert als auch die Einarbeitung neuer Mitarbeiterinnen vereinfacht und eine Transparenz der Abläufe in der Praxis herstellt.

Ein erwünschter Nebeneffekt ist eine zunehmende Rechtssicherheit im Falle juristischer Auseinandersetzungen, wenn auf einen dokumentierten Ablauf im Falle eines Rechtsstreites hingewiesen werden kann.

2.1 Einbindung des Praxisteams

Die im QM vorgesehenen regelmäßigen Teambesprechungen lösen eine Veränderung in der Praxiskultur aus: Sobald nicht mehr auf Anweisungen von oben (oder noch schlimmer – nach dem Motto: „Das haben wir hier schon immer so gemacht") gearbeitet wird, sondern die Mitarbeiterinnen und Mitarbeiter sich und ihre Kompetenzen und Erfahrungen einbringen können sowie ein Gedanken- und Erfahrungsaustausch auf Augenhöhe stattfindet, empfinden sie sich als wertgeschätzt und bringen sich erheblich mehr in das Praxisgeschehen ein. In diesem Prozess machen sie die Erfahrung, Einfluss auf die Abläufe in ihrem Arbeitsumfeld nehmen zu können und Dinge zum Positiven ändern zu können.

Grundsatz: „Wie gestalten wir unsere Abläufe (und wie könnten diese verbessert werden), so dass der Arbeitsablauf harmonischer, möglichst reibungslos und stressfreier funktioniert?"

In einer Studie aus dem Jahr 2019 zur Stressbelastung in Haus- und Facharztpraxen[1] kommt das Universitätsklinikum Tübingen zu folgenden Ergebnissen:

Die Mitarbeiter in Arztpraxen empfinden eine deutlich höhere Stressbelastung als andere Arbeitnehmer. Als Ursachen werden benannt: Die zunehmende Anzahl mehrfach erkrankter Menschen, der Mangel an gut qualifizierten Fachkräften, die Ökonomisierung des Gesundheitswesens sowie der zunehmende administrative Aufwand. Allerdings kann nach Aussagen der Autoren davon ausgegangen werden, dass ein stressinduzierender Faktor auch ein nicht ausreichender Grad an Praxisorganisation, also eine Praxisorganisations-Insuffizienz ist. Gerade der Vergleich von Praxen, die nach einem Best-Practice-Prinzip arbeiten, mit anderen Praxen zeigt, dass die o. g. äußeren Einflüsse (Arbeitsdichte, Fachkräftemangel, Ökonomisierungsdruck und Administration) überall gleich sind. Allerdings ist die Stressbelastung in gut organisierten Praxen deutlich geringer. Somit kann festgestellt werden, dass die Stressursachen primär im Inneren der Betriebe zu suchen sind.

Ärztinnen und Ärzte und deren Mitarbeiterinnen setzen sich durch eine ausgeprägte Praxismanagement-Insuffizienz selbst unter Druck. Ein gelebtes Qualitätsmanagement in den Arztpraxen, welches die Abläufe und Strukturen immer wieder hinterfragt und an die sich ändernden Rahmenbedingungen anpasst, sorgt für stressfreieres Arbeiten.

2.2 Nutzen von QM in der vertragsärztlichen Versorgung

Warum sollte eine Praxis Zeit und Geld in das Thema Qualitätsmanagement investieren?

---

1 https://ifabsthill.com/2019/07/26/studie-stressbelastung-arztpraxis-wirkliche-ursache-praxismanagement-mfa-arzt-medizin-healthcare/

Wesentliche Gründe sind:

- Kontinuierliche Sicherung und Verbesserung der Versorgungsqualität, indem alle Abläufe und Prozesse in der Praxis so ablaufen, wie sie geplant sind.
- Reduzierung von Fehlern durch ein strukturiertes Fehlermanagement, bei dem aus Fehlern gelernt und eine sanktionsfreie Fehlerkultur gelebt wird.
- Ein Qualitätsmanagementsystem (QMS) hilft, gesetzliche Anforderungen zu erfüllen (Qualitätsmanagement-Richtlinie des Gemeinsamen Bundesausschusses des GBA).
- Steigerung der Zufriedenheit von Patienten, Mitarbeitern und Leitung, da jeder weiß, was gefordert wird, wie die Abläufe und Prozesse in der Praxis geplant sind und ablaufen sollen und wer für was Ansprechpartner oder Verantwortlicher ist.
- Eine effiziente und standardisierte Organisation reduziert den Aufwand und die Zeit für Erklärungen und führt zu entspanntem Arbeiten, bei dem man sich auf das Wesentliche, nämlich die Patientenversorgung, konzentrieren kann.
- Dokumentation des Praxis-Know-hows
- Es vermeidet „Herrschaftswissen" und Probleme bei der Einarbeitung neuer Mitarbeiter.
- Eine transparente Darstellung, Nachweisbarkeit und Vergleichbarkeit der Praxisarbeit wird möglich.

Damit wird ein gelebtes QM zum Werkzeug der Unternehmensführung in der Arztpraxis.

Das bedeutet: Qualitätsmanagement ist ein systematischer Weg sicherzustellen, dass Aktivitäten so stattfinden, wie sie geplant sind. Es geht darum, Probleme von Anfang an zu vermeiden, indem man die Einstellung und die Methoden etabliert, die eine Vermeidung möglich machen[1].

[1] Crosby 1979

Konkrete Anregungen für regelungsbedürftige Bereiche in der Arztpraxis:

- Terminvergabe
- Ablaufbeschreibung Wundversorgung
- Ablauf der Diagnostik
  Anamnese, weiterführende Untersuchungen wie EKG, Labor, Lungenfunktionsprüfungen, …
- Notfallmanagement
  Überprüfung der Notfallausstattung und Notfallkompetenz aller Mitarbeiter, regelmäßiges Notfalltraining zur Auffrischung
- Hygienemanagement
  sachgerechter Umgang mit hygieneassoziierten Strukturen und Prozessen, Verhüten und Vorbeugen von Infektionen und Krankheiten, Einsatz antimikrobieller Substanzen, Umgang mit Patienten mit multiresistenten Erregern und infektiösen Erkrankungen
- Arzneimitteltherapiesicherheit
  optimaler Medikationsprozess, Medikationsfehler und Risiken vermeiden, Empfehlungen zum Umgang mit Arz-

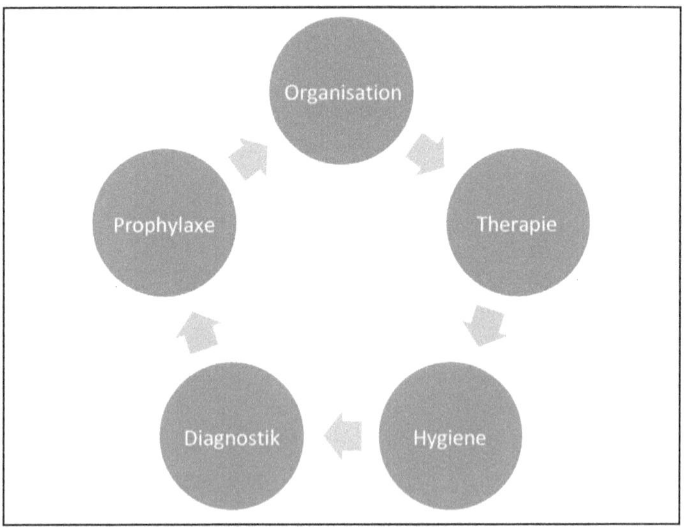

Abb. 3: Sinnvolle Bereiche für den Einsatz von QM in der Arztpraxis

neimitteln wie Kühlung oder Vorbereitung, regelmäßige Überprüfung der Notwendigkeit bei Dauermedikation, patientenindividuelle Medikationspläne

- Schmerzmanagement
  von der Erfassung mittels valider Messmethoden (wie die visuelle Analogskala) bis hin zur standardisierten Therapie, Schmerzen vorbeugen, reduzieren, beseitigen
- Maßnahmen zur Vermeidung von Stürzen bzw. Sturzfolgen
  Sturzprophylaxe, Risikoeinschätzung, Sturzprävention, Überprüfung der Medikation

Im QM-Alltag kristallisiert sich heraus, dass in Praxen viel im Bereich der Strukturen und Prozesse getan werden kann. Optimale räumliche und technische Ausstattung, kompetente und ständig weitergebildete Mitarbeiter sind im eigenen Einflussbereich der Praxisinhaber.

Ob das gewünschte oder angestrebte Ergebnis einer Behandlung immer erreicht wird, hängt aber noch von vielen anderen und oftmals nicht durch die Praxis beeinflussbare Faktoren ab. Nimmt der Patient die verordneten Medikamente richtig ein? Hält er sich an die sonstigen Therapieempfehlungen usw.?

Ein gelebtes QM bietet die Möglichkeit zur Organisationsverbesserung, Leistungsoptimierung, Prozessoptimierung und Transparenz. Gute Strukturen und Prozesse erhöhen die Wahrscheinlichkeit, dass das gewünschte Ergebnis eintritt.

Das Rad muss nicht immer neu erfunden werden:

Wenn durch die Praxisleitung die Entscheidung zur Einführung eines Qualitätsmanagements gefallen ist, sollten anhand einer Checkliste zuerst die Bereiche in der Praxis durchleuchtet werden, für die bereits Regelungen oder schriftliche Vorgaben sowie Ablaufbeschreibungen vorhanden sind. Diese werden zusammengetragen und es wird überprüft, für welche Bereiche derartige Regelungen noch verschriftlicht und an die Struktur eines QMS angepasst werden müssen.

Auch existieren finanzielle Förderungen bei Inanspruchnahme externer Berater bei Einführung und Weiterentwicklung eines QM durch das Bundesamt für Wirtschaft und Ausfuhrkontrolle (BAFA). Das Programm „Förderung unternehmerischen Know-hows" fördert Beratungen kleiner und mittlerer Unternehmen. Die Unternehmen können sich von qualifizierten Beraterinnen und Beratern zu allen wirtschaftlichen, finanziellen, personellen und organisatorischen Fragen der Unternehmensführung beraten lassen. Ebenso erhalten Unternehmen in Schwierigkeiten einen Beratungszuschuss zu allen Fragen der Wiederherstellung der Leistungs- und Wettbewerbsfähigkeit.

Gemanagte Qualität in der Praxis hat im Wesentlichen Bezüge zu

- Patienten (Patientenbefragungen, Beschwerdemanagement)
- Mitarbeitern (Mitarbeiterbefragungen, innerbetriebliches Vorschlagswesen, Personalentwicklung)
- Behandlungsabläufen (Organisationsentwicklung, Risikomanagement, Critical Incident Reporting-System)

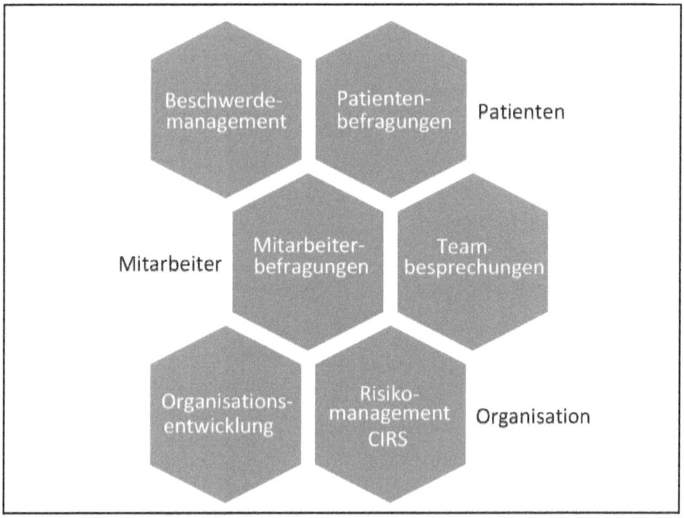

Abb. 4: Module eines praxisinternen Qualitätsmanagements

Durch die ständige Qualitätssicherung und -entwicklung sowie Qualitätsvergleiche mit anderen Praxen (PEER-Reviews, Benchmarking) oder auch durch eine externe Zertifizierung kann ein kontinuierlicher Verbesserungsprozess (KVP) initiiert werden.

Kurz & knapp

Was kann mit einem QM-System in der Praxis erreicht werden?

- Eine Dokumentation des Praxis-Know-hows macht Spezialwissen zugänglich und vereinfacht die Einarbeitung neuer Mitarbeiter. Auch geht so bei einer Personalfluktuation kein Wissen verloren.
- Eine effiziente und standardisierte Organisation klärt Abläufe, Zuständigkeiten und Verantwortlichkeiten. Das führt dazu, dass alle Mitarbeiterinnen wissen, was, wie und wo gemacht wird.
- Ziel ist eine kontinuierliche Sicherung und Verbesserung der Versorgungsqualität. Aufeinander abgestimmte Abläufe und Verfahren führen zu einer Organisationsverbesserung.
- Fehler und damit verbundene potenzielle Schädigungen der Patienten und Mitarbeiter werden reduziert, indem Abweichungen von festgelegten Abläufen erkannt und rechtzeitig korrigiert werden können.
- Die Praxisabläufe werden transparent dargestellt und eine bessere Nachweisbarkeit und Vergleichbarkeit der Praxisarbeit ermöglicht. Dies führt auch zur Möglichkeit des Benchmarkings mit anderen Praxen der gleichen Fachrichtung.
- Idealerweise führt dies zu einer Steigerung der Zufriedenheit von Patienten, Mitarbeitern und Praxisleitung. Gut organisierte Praxisabläufe sorgen für stressfreieres Arbeiten und strahlen in positiver Weise nach außen aus.

3 Qualitätsmessung

Bei der Qualitätsmessung können objektive und subjektive Wahrnehmungen unterschieden werden: Die objektive Perspektive umschreibt die Qualitätsmessung und Beurteilung anhand objektiv formulierter und extern nachvollziehbarer Kriterien, während eine subjektive Sicht die gefühlte Wahrnehmung der Qualität der Behandlung durch die Patienten und andere Interessengruppen[1] umfasst *(Abb. 5)*.

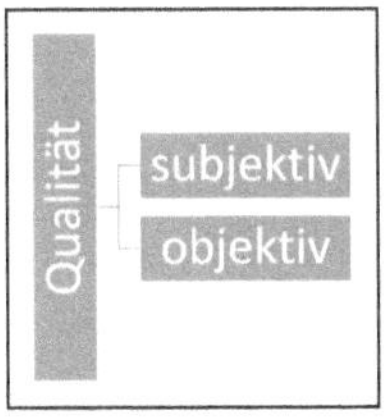

Abb. 5: Qualität: subjektiv-objektiv

Ein tieferer Blick in die unterschiedlichen Qualitäten zeigt, dass es aber keine direkte und damit zwingende Beziehung zwischen einem Praxis-QM und verbesserten Behandlungsergebnissen gibt. Außerdem ist zu unterscheiden, von welcher Qualität gesprochen wird.

So werden im QM der Arztpraxis folgende Qualitätsdimensionen unterschieden:

Strukturqualität:
Die Qualität der Struktur wird im Wesentlichen über die Kompetenz und fachliche Qualifikation des Arztes/der Ärztin und der Praxismitarbeiter definiert. Darüber hinaus werden Anforderungen an die apparative und räumliche Ausstattung der Praxis sowie gegebenenfalls auch Vorgaben an die Organisation und Hygiene erfasst.

Eine gute Struktur ist die Basis für gute Ergebnisse, kann diese aber nicht garantieren.

---

[1] Mitarbeiter, Lieferanten, Kassenärztliche Vereinigung, gesetzliche Krankenkassen usw.

Die Anforderungen an die Strukturqualität sind in bundesweit geltenden Richtlinien und Vereinbarungen sowie in Verträgen zwischen den KVen und gesetzlichen Krankenkassen festgelegt (Beispiel: Ambulantes Operieren).

Zur Strukturqualität gehören somit:

- Facharztqualifikationen (bei mehreren Ärzten Anzahl der unterschiedlichen Qualifikationen)
- Zusatzausbildungen und Weiterbildungen
- Zusatzbezeichnungen
- Fortbildungen der Ärztinnen und Ärzte sowie Fortbildungen des Praxisteams
- Lehrgänge und Zusatzqualifikationen einzelner MFA (z. B. Wundmanager, VERAH, ambulantes Operieren, Hygiene, etc.)
- apparativ-technische Ausstattung
- Räumlichkeiten und behindertengerechte räumliche Strukturen

Prozessqualität:
Hier werden die Abläufe in der Praxis betrachtet. Es um die Art und Weise der Diagnostik und Therapie, konkret also darum, wie die Medikamentenverordnung, die Anamneseerhebung, die ärztliche Dokumentation sowie die Beachtung von empfohlenen Behandlungspfaden, Leitlinien und Richtlinien oder Vorgaben zur Indikationsstellung erfolgt.

Als **Kennzahlen der Prozessqualität** können herangezogen werden:

- Wartezeit auf einen Termin
- Wartezeit in der Praxis bis Behandlungsbeginn
- Zeit bis zur Entgegennahme Telefon
- Dauer Arzt-Patienten-Gespräch
- Dauer zwischen Erst- und Zweittermin
- Wartezeit auf Folgetermine
- Anzahl geplanter Termine pro Jahr bei Chronikern (außer Notfall- bzw. Akutterminen)

- Anteil an Patienten mit definierter Erkrankung, die eine leitliniengerechte Diagnostik erhalten haben (z. B. regelmäßige dokumentierte Blutdruckmessung bei Hypertonie)
- Anteil an Patienten, die die leitliniengerechte Therapie erhalten (z. B. Statine bei Hypercholesterinämie bzw. Hypertriglyceridämie)

Ergebnisqualität:
Für Arztpraxen ist die Beurteilung der Ergebnisqualität am schwierigsten, denn damit wird die „Güte der Behandlung" bezeichnet. Sie ist das Ergebnis eines Behandlungsprozesses und kann anhand unterschiedlichster Indikatoren gemessen werden (Verbesserung des Gesundheitszustandes, Heilung von Erkrankungen, Patientenzufriedenheit oder Beeinflussung der Morbidität). Auch spielt der zeitliche Horizont bei der Betrachtung der Ergebnisqualität oft eine wesentliche Rolle.

Beispiele für die **Ergebnisqualität in der Arztpraxis** können somit sein:

- Verbesserung medizinischer Endpunkte mit Therapie (z. B. Blutdruckwerte, Hb_{A1c})
- Verbesserung patientenrelevanter Symptome (z. B. Schmerzen, Bewegungseinschränkungen)
- Patientenzufriedenheit
- Daneben gibt es eine Fülle praxisspezifischer Einzelindikatoren, je nach Fachgebiet (saisonale Impfquoten bei Risiko-

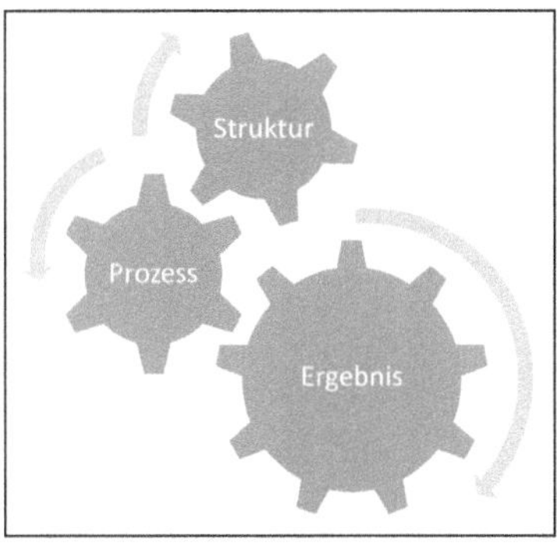

Abb. 6: Das Qualitätsgetriebe

patienten, PONV-Rate nach ambulanten Operationen oder auch Verbesserung von Schmerz-Scores nach Behandlungen mit Analgetika).

Da mit der Ergebnisqualität die „Güte" der Behandlung bewertet wird, ist dies die schwierigste Dimension.

3.1 Wie messe ich Qualität in der Arztpraxis?

! Qualität muss erfasst und eingeordnet werden können, was erst den Vergleich nach innen und den Vergleich mit anderen möglich macht.

Die Messung der erzielten Qualität ist nicht einfach und bedarf einer genaueren Definition, was man dabei eigentlich betrachtet:

Wird die Struktur erfasst und bewertet, dann handelt es sich um die **Strukturqualität**, die anhand von Zeugnissen, Nachweisen oder der räumlichen und technischen Ausstattung noch relativ einfach dargelegt werden kann.

Etwas schwieriger ist es schon mit der **Prozessqualität**, also den Abläufen in der Praxis, die jedoch anhand einiger Indikatoren erfasst und eingeordnet werden kann.

Im medizinischen Bereich schwierig wird es mit den Ergebnissen im Bereich der **Behandlungsqualität**: Da wir in den Praxen keine Schrauben herstellen, deren Präzision in der Gewindesteigung oder der genauen (vorgegebenen) Abmessungen erfasst werden kann, werden häufig Ersatzparameter (Surrogatparameter) verwendet, bei deren Erfüllung von einer Einordnung in die Behandlungsqualität ausgegangen und eine Bewertung ermöglicht wird.

Interner – externer Vergleich:
So kann anhand der Veränderungen der Struktur-, Prozess- und Ergebnisqualität vor und nach Einführung eines Quali-

tätsmanagementsystems einerseits die praxisinterne Entwicklung verfolgt und justiert werden; Andererseits ergibt sich die Möglichkeit des Vergleiches mit anderen Praxen der gleichen Fachgruppe in Form eines sog. Benchmarkings[1]. Dabei handelt sich nach dem Glossar der Bundesärztekammer (2006) um *„ein Verfahren zum Vergleich eines Angebotes mit den besten anderen (benchmarks = Höhenmarken) nach einem festgelegten Vergleichsschema"*.

So kann die einzelne Praxis sich mit anderen in Bezug auf den Stand des Qualitätsmanagements vergleichen.

3.2 Indikatoren für Qualität

Qualitätsaspekte können teilweise mithilfe von Qualitätsindikatoren dargestellt werden. Diese bilden die Qualität einer Einheit durch Zahlen oder Zahlenverhältnisse indirekt ab. Indikator kommt von dem lateinischen Wort *indicare* und bedeutet „anzeigen". Ein Qualitätsindikator ist also ein Qualitätsanzeiger, -hinweis oder auch eine Messgröße.

Was ist ein Qualitätsindikator?

Damit sind Messgrößen gemeint, deren Ausprägung eine Unterscheidung zwischen guter und schlechter Qualität von Strukturen, Prozessen und/oder Ergebnissen der Versorgung ermöglichen sollen. Es handelt sich somit um Hilfsgrößen, die die Qualität einer Praxis durch Zahlen bzw. Zahlenverhältnisse indirekt abbilden. Man könnte sie auch als auf Qualität bezogene Kennzahlen bezeichnen[2].

Beispiel für einen messbaren Indikator: Schmerzmessung mit einer numerischen Analogskala

Es wird die subjektiv empfundene Stärke des Schmerzes gemessen, die von „kein Schmerz" bis zu „maximal vorstellbarer

---

1 Der/die Benchmark ist ein Maßstab für den Vergleich von Leistungen

2 In Anlehnung der Definitionen nach AEZQ – Ärztliches Zentrum für Qualität

Schmerz" reicht und in einer Skala von 0 bis 10 eingeordnet wird:

Kein Schmerz (0) → maximal vorstellbarer Schmerz (10)

Damit wird eine Quantifizierung des Kriteriums „Schmerz" erreicht und es können die Ergebnisse einer schmerzlindernden (analgetischen) Behandlung überprüft werden. Für Kinder gibt es diese Schmerzskala auch mit entsprechenden Gesichtern (Smileys). Bei noch kleineren Kindern und Säuglingen kann eine Einschätzung über die Schmerzempfindung anhand der „Kindlichen Unbehagens- und Schmerzskala" durchgeführt werden.

Welche Qualitätsindikatoren gibt es? Im Folgenden einige Beispiele.

3.2.1 Das QISA-Qualitätsindikatorensystem für die ambulante Versorgung

„Zielgruppe von QISA sind in der Praxis tätige Ärztinnen und Ärzte. Unter ihnen spricht das Indikatorensystem insgesamt eher die hausärztlich Tätigen an. Die Einzelbände richten sich aber auch an die fachärztlich Tätigen. QISA ist speziell für ärztliche Kooperationen wie Qualitätszirkel, Arztnetze, Medizinische Versorgungszentren oder Hausarztverträge interessant. Hier ist gemeinsame, indikatorengestützte Arbeit an der Versorgungsqualität besonders gut möglich. Dafür stellen die einzelnen QISA-Bände geeignete Indikatoren zur Verfügung und bieten zudem eine inhaltliche Ausgangsbasis für die ärztliche Diskussion der Messergebnisse im Qualitätszirkel".[1]

Das QISA-Indikatorenset entstammt einer Kooperation zwischen dem AOK-Bundesverband und dem Aqua-Institut (Göttingen) und umfasst in den einzelnen Bänden Indikatoren zu folgenden Themen:

- allgemeine Qualitätsindikatoren
- Asthma/COPD

[1] Quelle: QISA – Das Qualitätsindikatorensystem für die ambulante Versorgung

- Diabetes mellitus Typ 2
- Bluthochdruck
- Rückenschmerz
- Depression
- koronare Herzkrankheit
- Herzinsuffizienz
- Pharmakotherapie
- rationaler Antibiotikaeinsatz
- Prävention
- Krebsfrüherkennung
- hausärztliche Palliativversorgung

3.2.2 Das Indikatorenset des Europäischen Praxisassessments

Die Qualitätsindikatoren des Europäischen Praxisassessments (EPA) lassen klare Aussagen darüber zu, ob wesentliche Parameter in einer Praxis erfüllt werden.

Das EPA-Qualitätsmanagementsystem unterstützt in Arztpraxen einen kontinuierlichen Qualitätsverbesserungsprozess und berücksichtigt die spezifischen Besonderheiten und Arbeitsweisen in Arztpraxen. Es versteht sich als lernendes System, das sich an Qualitätsindikatoren orientiert, d. h. messbare Größen, die es erlauben, einen Ist-Zustand zu beschreiben und ein angestrebtes Ziel zu formulieren.

Für den deutschen Gesundheitsmarkt hat die AQUA-Institut GmbH zusätzliche Elemente wie Online-Benchmarking, Workshops und Umsetzungshilfen entwickelt, um die EPA-Indikatoren für den Aufbau eines einrichtungsinternen Qualitätsmanagementsystems zu nutzen.

Tabelle 1 zeigt einen Ausschnitt der 279 EPA-QM-Indikatoren, die sich nach Themen wie Infrastruktur, Patienten, Informationen, Team sowie Qualität und Sicherheit orientieren. Die in der Tabelle genannten Beispiele stellen eine Auswahl der verfügbaren Dimensionen und Indikatoren dar.

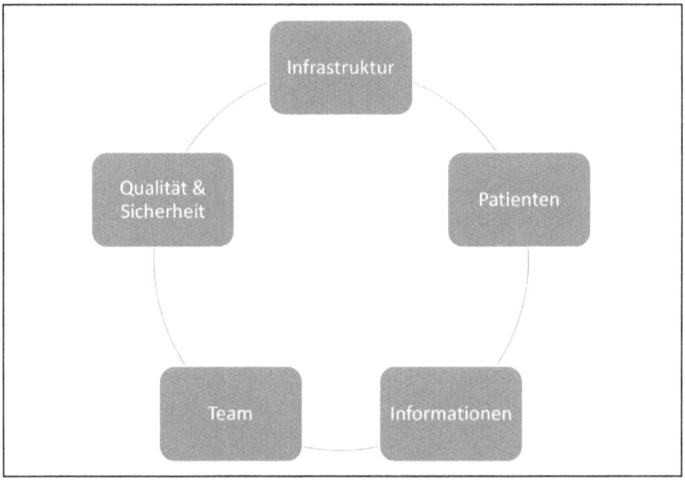

Abb. 7: Die Domänen des EPA-Systems

Tab. 1: EPA-QM-Indikatoren (Auswahl)

Domänen	**Dimensionen (Auswahl) N = 31**	**Indikatoren (Auswahl) N = 279** **Items N = 441**
1. Infrastruktur	Erreichbarkeit/Zugang und Verfügbarkeit	Für unvorhergesehene Ereignisse (z. B. Notfälle) sind im Terminplan Pufferzeiten vorgesehen.
	Räumlichkeiten	Die Praxis trifft Maßnahmen, die sicherstellen, dass Patienten und Personal die Räumlichkeiten im Bedarfsfall schnellstmöglich verlassen können (Fluchtplan oder andere Hinweise).
	nichtmedizinische Ausstattung	Die Praxis verfügt über eine Inventarliste der Sicherheitsausstattung.
	IT-Sicherheit	Alle am Internet angeschlossenen Computer sind durch eine Antiviren-Software geschützt.
	medizinische Ausstattung inkl. Medikamente	BtM-pflichtige Medikamente und Rezepte werden in einem abgeschlossenen Schrank aufbewahrt.

2. Patienten	Perspektive der Patienten	Nach Meinung der Patienten wird der Zweck von Untersuchungen/Behandlungen gut erklärt.
	Perspektive der Chroniker-Patienten	Die Patienten werden dabei unterstützt, einen Plan für schwierige Situationen zu haben, um mit ihren chronischen Erkrankungen umgehen zu können.
	Stärkung der Selbstbestimmung und Rechte der Patienten	Die Praxis hat ein Verfahren, wie sie Patienten mündlich und verständlich über beabsichtigte medizinische Maßnahmen aufklärt.
3. Informationen	Informationen für Patienten über die Behandlung/medizinische Themen	Es gibt ein Verfahren, medizinische Informationsmaterialien für Patienten hinsichtlich ihrer Qualität zu bewerten, bevor sie verwendet werden.
	Prävention	Der Impfstatus der Patienten wird standardisiert erfragt und dokumentiert.
	Behandlungsdaten, Patientenakte	Wichtige Untersuchungsergebnisse und Informationen von Dritten (Tests, Berichte) werden in die Patientenakte eingetragen.
	Finanzen	Die Praxis hat ein Verfahren zur Überprüfung der Begleichung offener Rechnungen von Patienten.
	Geheimhaltung und Ungestörtheit	Patientenakten und andere Akten, in denen Informationen über Patienten enthalten sind, werden nicht sichtbar dort liegengelassen, wo sie für andere zugänglich sind.
4. Team	Perspektive der angestellten Mitarbeiter	Aus Sicht der angestellten Mitarbeiter sind die Zuständigkeiten im Team klar.
	Perspektive der Praxisinhaber	Beurteilung der Arbeitsatmosphäre aus der Sicht der Praxisinhaber.
	Personalmanagement	In den letzten 12 Monaten wurde mit jedem Mitarbeiter ein Personalgespräch durchgeführt.
	Aus- und Weiterbildung	Jeder Mitarbeiter hat einen persönlichen Lern-/Fortbildungsplan.
	Sicherheitskultur aus Sicht der Mitarbeiter	Bei der Entscheidungsfindung zur Entwicklung von Praxisablaufplänen werden die Meinungen aller Mitarbeiter einbezogen.

5. Qualität & Sicherheit	Qualitätsentwicklung, Qualitätspolitik	Das gesamte Praxisteam führt regelmäßig strukturierte Teambesprechungen durch.
	Aufspüren von Qualitäts- oder Sicherheitsproblemen/-mängeln	Die Feuerlöscher werden nach geltenden nationalen Vorgaben überprüft.
	Beschwerdemanagement	Kritik und Beschwerden der Patienten werden von der Praxis dokumentiert.
	Fehler- und Risikomanagement	Die Praxis nimmt an einem praxisübergreifenden Fehlerberichtssystem teil.
	Hygiene, Verletzungsschutz und Infektionsschutz	Die Praxis verfügt über geeignete Behälter zur Entsorgung scharfer Gegenstände.
	Qualitätssicherung der medizinischen Prozesse	Die Praxis nutzt gültige medizinische Leitlinien zur Versorgung der Patienten.
	Notfallmanagement	Das Praxisteam probt jährlich praxisspezifische Notfälle.
	Vermeidung von Stürzen bzw. Sturzfolgen	Bei Rutschgefahr in den Praxisräumlichkeiten (zum Beispiel auf feuchtem Boden) werden Patienten darauf hingewiesen.

Kurz & knapp

Die Messung von Qualität ist keineswegs banal, sondern benötigt geeignete Indikatoren (= „Anzeiger"), die eine Vergleichbarkeit ermöglichen.

Eine besondere Herausforderung ist die Messung der Güte der Behandlung (= Ergebnisqualität). Hierfür werden Nachweise und auch Indikatoren benötigt, die eine Vergleichbarkeit ermöglichen.

Für Strukturen und Prozesse ist dies eher unproblematisch, im Zusammenhang mit dem Ergebnis einer medizinischen Behandlung ist es erheblich schwieriger, denn sind Heilungsraten, Patientenzufriedenheit, Umgang mit Beschwerden, finanzieller Erfolg der Praxis, Zahl der Behandlungsfälle im Quartal, Komplikationsrate oder Mitarbeiterzufriedenheit die richtigen Kriterien für die Ergebnisqualität?

4 Qualitätsziele und deren Definition in der Praxis

Erfahrungsgemäß ist es für die Praxen schwierig, konkrete, messbare und umsetzbare Ziele zu formulieren.

Ziele sollten „smart" formuliert sein, d. h. **s**pezifisch, **m**essbar, **a**kzeptiert, **r**ealistisch und **t**erminiert *(Abb. 8)*. Das setzt voraus, dass die Qualitätsziele aus einem gemeinsamen Prozess des gesamten Praxisteams hervorgehen, damit sie von allen Beteiligten auch getragen werden. Konkret definierte Ziele müssen so formuliert sein, dass die Zielerreichung auch festgestellt werden kann, d. h. messbar und realistisch sein. Ziele, die nicht von den Mitarbeitern akzeptiert werden, haben ebenso keine Aussicht auf Umsetzung wie Ziele, deren Erreichbarkeit nicht in einem abgrenzbaren Zeitraum gegeben ist.

Mit der RUMBA-Regel[1] kann dies noch präzisiert werden *(Abb. 9)*:

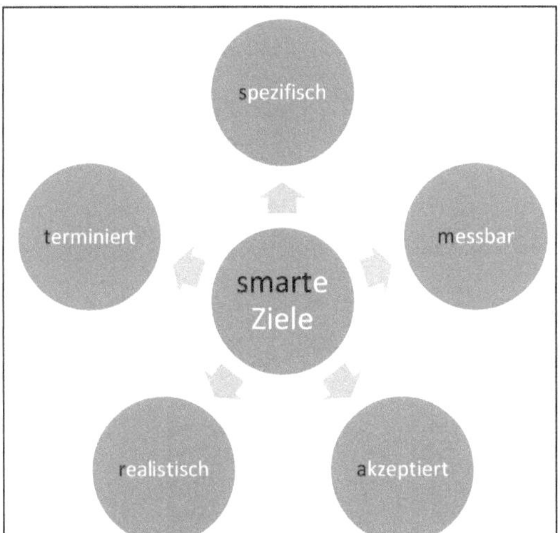

Abb. 8:
„Smarte" Ziele

[1] Quelle: https://de.wikipedia.org/wiki/RUMBA-Regel

Relevant: Relevanz bedeutet in diesem Sinne einen kausalen Zusammenhang zwischen formuliertem Ziel und betrachteter Qualität.

Understandable (*verständlich*): Das Ziel ist nachvollziehbar für die Mitarbeiter formuliert.

Measurable (*messbar*): Das Erreichen eines Ziels ist einfach, zuverlässig und wiederholbar messbar.

Behaviorable *(durch Verhaltensänderung beeinflussbar)*: Das Ziel muss durch eine Verhaltensänderung von Mitarbeitern erreichbar sein.

Achievable (*erreichbar*): Das Erreichen des Ziels ist realistisch.

Wenn Ziele definiert werden, die weder smart sind noch der RUMBA-Regel entsprechen, kann dies zu Demotivation und Frust unter damit beauftragen Mitarbeitern führen.

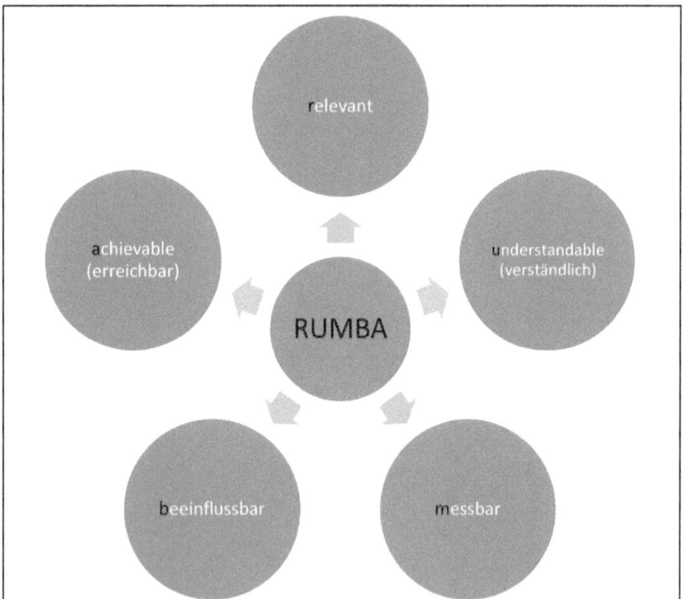

Abb. 9: Die RUMBA-Regel

5 Dokumentation

Es ist sinnvoll, die im Rahmen eines QM erstellten Dokumente aktuell zu halten, indem sie in regelmäßigen Abständen überarbeitet und den sich wandelnden Gegebenheiten der Praxis angepasst werden (Dokumentenlenkung).

Dokumente des QM sollten eine klare Struktur aufweisen. In der **Kopfzeile** findet sich eine möglichst aussagekräftige Dokumentenbezeichnung, die das Auffinden des Dokumentes erleichtern soll. Dann kann ein Hinweis auf den Dokumententyp folgen (wie Verfahrens- oder Arbeitsanweisung (VA, AA), eine Tabelle, eine Checkliste (CL) oder ein Organigramm). Natürlich kann diese Kopfzeile auch ansprechend gestaltet werden, in dem das Praxislogo eingebunden wird – solche Dokumente dürfen und sollen auch die Professionalität der Praxis ausstrahlen.

In der **Fußzeile** folgen der Dateiname oder auch Dateipfad, die Seitenzahl (Seite x von Seiten xy), der Ersteller des Dokumentes und der Freigeber mit Datum. (Dies ist wichtig für die Gültigkeitsdauer des Dokuments. Bei überarbeiteten oder geänderten Dokumenten ist eine Versionierung (z. B. Version 2.1) sinnvoll, um die Nutzer zu informieren, welches das aktuell gültige Dokument ist.)

Hat man sich diese Systematik einmal verinnerlicht, ist alles nicht so kompliziert.

PRAXIS-TIPP

Am einfachsten ist es, sich in einem Textverarbeitungsprogramm (z. B. MS Word) eine entsprechende Dokumentenvorlage zu gestalten und diese zu nutzen.

Versionierung:
Das praxisinterne QM-System wird immer wieder verändert und weiterentwickelt. Abläufe und Prozesse ändern sich oder werden durch andere Vorgehensweisen ersetzt. Verbesserun-

gen werden eingefügt. Durch eine „Versionierung“ wird eine klare Unterscheidung zwischen gültigen und nicht-gültigen Dokumenten sichergestellt. Damit wird klar, in welchem Entwicklungszustand das Dokument ist und ob es schon, noch oder nicht mehr gültig ist. Zusätzlich wird der Be- und Überarbeitungsprozess erleichtert.

Beispiel:

(00.1) Erste Bearbeitungsversion, ist noch nicht freigegeben

(00.2) Zweite Bearbeitungsversion, ist noch nicht freigegeben

(01.0) Erste Version, ist freigegeben und gilt

(01.1) Erste Überarbeitung der freigegebenen Version, Version (01.0) gilt noch

(02.0) Zweite Version, ist freigegeben und gilt

Alle erstellten Unterlagen sind von der Praxisleitung nach entsprechender Überprüfung freizugeben und der gesamte QM-Einführungsprozess über diese anzustoßen und nachzuhalten.

> Das Qualitätsmanagement in der Praxis ist Aufgabe der Praxisleitung und damit eine Führungsaufgabe.

Übliche Dokumententypen im QM:

Checklisten (CL):
z. B. Notfallkoffer-Ausstattung, Inhalt der Verbandswagen, Bevorratung von Verbrauchsmaterialien in den Behandlungszimmern, regelmäßige Funktionstests von Maschinen und Geräten

Verfahrensanweisungen (VA):
Einarbeitung neuer Mitarbeiterinnen, Terminvergabe, Beschwerdemanagement, Umgang mit Fehlermeldungen

Arbeitsanweisungen (AA):
Aufbereitung von Medizinprodukten, Vorbereitung und Nachbereitung der einzelnen Arbeitsplätze in der Praxis, Reinigung und Desinfektion von Arbeitsflächen

Mitgeltende Unterlagen:
Gesetzliche Grundlagen (Jugendarbeitsschutzgesetz, Mutterschutzgesetz), Gerätebücher, Lieferantenliste, Notfallnummern.

Auf die mitgeltenden Unterlagen kann in den Checklisten, Arbeitsanweisungen oder Verfahrensanweisungen verwiesen werden.

5

6 QM von der Kür zur Pflicht – die Qualitätsmanagement-Richtlinie des Gemeinsamen Bundesausschusses

Der gemeinsame Bundesausschuss definiert nach § 136a(1) SGB V für Arztpraxen klare Vorgaben zum einrichtungsinternen Qualitätsmanagement[1]:

„Der gemeinsame Bundesausschuss bestimmt für die vertragsärztliche Versorgung durch Richtlinien (…) die verpflichtenden Maßnahmen der Qualitätssicherung nach § 135a Abs. 2 sowie die grundsätzlichen Anforderungen an ein einrichtungsinternes Qualitätsmanagement (…).“

Die Richtlinie wurde ursprünglich im Oktober 2005 vom GBA festgelegt und erlangte zum 1.1.2006 Gesetzeskraft.

Wesentliche Vorgaben waren:

- Orientierung an medizinischen Leitlinien
- Mitarbeiterweiterbildung
- qualitätsbezogene Dokumentation
- Fehler- und Notfallmanagement

Im September 2020 folgte eine erste Überarbeitung.

„Die an der stationären, vertragsärztlichen, vertragspsychotherapeutischen und vertragszahnärztlichen Versorgung teilnehmenden Leistungserbringer sind … verpflichtet, ein einrichtungsinternes Qualitätsmanagement einzuführen und weiterzuentwickeln.

1 Richtlinie des Gemeinsamen Bundesausschusses über grundsätzliche Anforderungen an ein einrichtungsinternes Qualitätsmanagement für Vertragsärztinnen und Vertragsärzte, Vertragspsychotherapeutinnen und Vertragspsychotherapeuten, medizinische Versorgungszentren, Vertragszahnärztinnen und Vertragszahnärzte sowie zugelassene Krankenhäuser (Qualitätsmanagement-Richtlinie/QM-RL) zuletzt geändert am 17. September 2020

Mit der vorliegenden Richtlinie bestimmt der Gemeinsame Bundesausschuss (G-BA) … die grundsätzlichen Anforderungen an ein einrichtungsinternes Qualitätsmanagement, wozu auch wesentliche Maßnahmen zur Verbesserung der Patientensicherheit gehören[1].“

Auch ein konkreter Zeitraum für die Einführung eines QM in die Arztpraxis wird in § 2 (Zeitrahmen) vorgegeben:

„Die in Teil A § 4 aufgeführten Methoden und Instrumente sind innerhalb von drei Jahren nach Zulassung bzw. Ermächtigung der an der vertragsärztlichen Versorgung Teilnehmenden in der Einrichtung umzusetzen und zu überprüfen sowie im Anschluss kontinuierlich weiterzuentwickeln.“

In der aktuellen QM-RL des GBA werden nun sog. „grundlegenden Elemente“ aufgeführt:

- Patientenorientierung einschließlich Patientensicherheit
- Mitarbeiterorientierung einschließlich Mitarbeitersicherheit
- Prozessorientierung
- Kommunikation und Kooperation
- Informationssicherheit und Datenschutz
- Verantwortung und Führung

Um den Umsetzungsgrad des QM in den niedergelassenen Praxen zu erfassen, werden jährliche Stichprobenüberprüfungen durch die Kassenärztlichen Vereinigungen mit festgelegter Stichprobengröße, Erhebungsintervallen und Bewertung der Ergebnisse durchgeführt und in Berichten gegenüber dem GBA nachgewiesen.

So zeigte sich bei der Erhebung aus dem Jahr 2019, dass der Umsetzungsstand über alle Methoden und Instrumente des

---

[1] Zitat: Richtlinie des Gemeinsamen Bundesausschusses über grundsätzliche Anforderungen an ein einrichtungsinternes Qualitätsmanagement für Vertragsärztinnen und Vertragsärzte, Vertragspsychotherapeutinnen und Vertragspsychotherapeuten, medizinische Versorgungszentren, Vertragszahnärztinnen und Vertragszahnärzte sowie zugelassene Krankenhäuser(Qualitätsmanagement-Richtlinie/QM-RL)

Qualitätsmanagements hinweg in den Praxen einen sehr hohen Erfüllungsgrad von über 89 % erreichte[1].

Zur Einführung eines praxisinternen QM wird eine Zeitdauer von 3 Jahren (ab dem Zeitpunkt der Zulassung/Ermächtigung) von Planung über Umsetzung bis zur Überprüfung vorgegeben.

1 Umsetzungsstand des einrichtungsinternen Qualitätsmanagements in der vertragsärztlichen und vertragspsychotherapeutischen Versorgung (2019) Berichterstattung zur Stichprobenerhebung an den gemeinsamen Bundesausschuss gemäß Teil a § 7 der Qualitätsmanagement-Richtlinie, Kassenärztliche Bundesvereinigung Dezernat Versorgungsqualität Abteilung Qualitätsmanagement, Qualitätszirkel, Patientensicherheit, 30. April 2020

7 QM konkret: Umsetzung eines QM in der Praxis – ein praktischer Leitfaden

1. Schritt: QM-System

Vor Beginn der Arbeiten an einem praxisinternen QM-System stellt sich die Frage, nach welcher QM-Systematik vorgegangen und was mit dem einzuführenden QMS erreicht werden soll. Um die Vorgaben des gemeinsamen Bundesausschusses zu erfüllen, reicht eine Orientierung an dessen QM-Richtlinien[1] aus, die Inhalte und Maßnahmen beschreiben.

> Zwar schreibt der GBA vor, welche Bereiche ein QM in der Praxis abdecken muss, aber es wird ausdrücklich nochmals darauf hingewiesen, dass eine Zertifizierung nach einem bestimmten QM-System **nicht** vorgesehen ist.

Das ist etwas differenzierter zu betrachten, wenn die Praxis im Rahmen einer Zusammenarbeit mit anderen Leistungserbringern ein zertifizierbares QMS vorweisen muss. Dies kann beispielsweise beim Beitritt zu integrierten Versorgungsverträgen notwendig werden oder wenn externe Zertifizierungen für spezielle Leistungen benötigt werden.

2. Schritt: Praxismitarbeitende

Die Praxismitarbeitenden von Anfang an mitnehmen und einbinden.

Um eine Initialzündung im gesamten Team zu erreichen, bietet sich eine gemeinsame Einführungsveranstaltung an, bei der die Entscheidung der Praxisleitung für die Einführung eines QM

[1] Regelungen des Gemeinsamen Bundesausschusses gemäß § 136b Absatz 1 Satz 1 Nummer 3 SGB V über Inhalt, Umfang und Datenformat eines strukturierten Qualitätsberichts für nach § 108 SGB V zugelassene Krankenhäuser

kommuniziert und die verbindlichen zeitlichen Meilensteine festgelegt sowie die Zuständigkeiten und bestimmte Teilaufgaben einzelnen Mitarbeiterinnen zugeordnet werden.

3. Schritt: Ist-Bestand

Sichtung aller bereits vorhandenen verschriftlichten Unterlagen der Praxis. Es werden die bereits in der Praxis vorhandenen schriftlichen Festlegungen und Unterlagen gesichtet. Bereits existierende Beschreibungen von Abläufen, Vorgaben oder auch Checklisten lassen sich oft ohne großen Aufwand in ein QMS ggf. auch als sog. „Mitgeltende Unterlagen“ integrieren. Oft reicht eine leichte formale Anpassung in die Struktur eines QM-Handbuches.

> Was ist schon vorhanden, was wird noch benötigt?
>
> Eine Checkliste, um den Umsetzungsstand des QM in der Praxis zu überprüfen, bietet die Kassenärztliche Bundesvereinigung unter: https://praxischeck.kbv.de/mpc/courses/list.xhtml.

4. Schritt: Dokumentationsstruktur

Aufbau einer Dokumentationsstruktur und Erstellung von Standard-Vorlagen für Checklisten, Arbeitsanweisungen, Verfahrensanweisungen. In diese können bereits vorhandene Unterlagen eingepasst oder noch fehlende erstellt werden.

Sinnvoll ist es, eine koordinierende Person damit zu beauftragen, die „Zügel in der Hand zu halten“, indem die Bringschuld der einzelnen mit Teilaufgaben betrauten Mitarbeiterinnen immer wieder eingefordert und ein zeitgerechtes Erstellen der Unterlagen eingefordert wird.

> Grundsätzlich ist das QM Aufgabe der Praxisleitung, also in Verantwortung der „Führungsetage“.

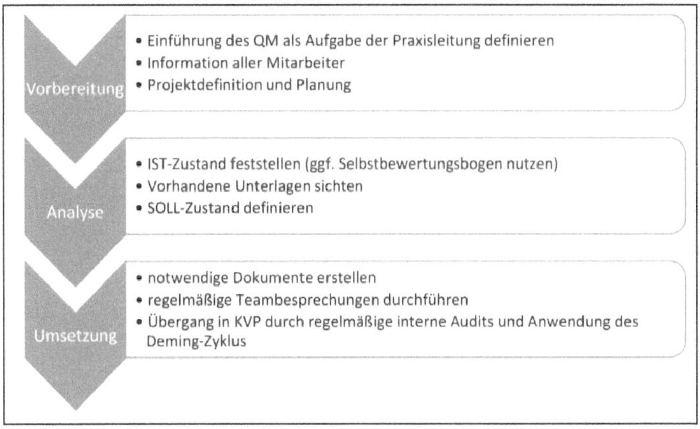

Abb. 10: Einführung eines QMS in der eigenen Praxis

Beim konkreten Aufbau eines Qualitätsmanagements nach der QM-RL des GBA kann sich die Praxis an den in der Richtlinie aufgeführten Methoden und Instrumenten orientieren, indem diese Schritt für Schritt abgearbeitet werden:

- Messen und Bewerten von Qualitätszielen
- Erhebung des Ist-Zustandes und Selbstbewertung
- Regelung von Verantwortlichkeiten und Zuständigkeiten
- Prozess- bzw. Ablaufbeschreibungen
- Schnittstellenmanagement
- Checklisten
- Teambesprechungen
- Fortbildungs- und Schulungsmaßnahmen
- Patientenbefragungen
- Mitarbeiterbefragungen
- Beschwerdemanagement
- Patienteninformation und -aufklärung
- Risikomanagement
- Fehlermanagement und Fehlermeldesysteme
- Notfallmanagement
- Hygienemanagement
- Arzneimitteltherapiesicherheit

- Schmerzmanagement
- Maßnahmen zur Vermeidung von Stürzen bzw. Sturzfolgen (Sturzprophylaxe)
- Prävention von und Hilfe bei Missbrauch und Gewalt

Das ist ein sehr umfangreicher Katalog. Natürlich kann die Praxis eigene Schwerpunkte setzen, welche Themen zuerst und welche später angegangen werden (oder für die eigene Praxis nicht zutreffen).

Oft wird es zu den einzelnen Punkten bereits Unterlagen oder Materialien geben, die nach entsprechender Sichtung in die formale Struktur des QM eingearbeitet, ggf. ergänzt oder sogar komplett übernommen werden können.

Die Kassenärztliche Bundesvereinigung bietet eine Fülle an Materialien im Zusammenhang mit QM für Arztpraxen an, u. a. auch einen Selbstbewertungsbogen[1], mit dem jede Praxis den Stand ihres QM überprüfen kann[2].

Die Auflistung der aktuellen GBA-Vorgaben zeigt auch, dass im Laufe der Zeit für die Praxen wichtige Themen zur Erweiterung der Methoden und Instrumente hinzugekommen sind. So sind aktuell die Themen wie Hygienemanagement bis hin zur Prävention bei Missbrauch eingeflossen.

Es handelt sich somit auch aus Sicht des GBA beim QM im Gesundheitsbereich um keine statische, sondern um eine dynamische Struktur, die regelmäßig überprüft und an sich verändernde Anforderungen und Rahmenbedingungen angepasst werden muss.

Dieser Gedanke gilt auch für das praxisinterne QM. Die dort aufgeführten AA, CL und VA sind nach fest definierten Zeiträumen regelmäßig zu überprüfen und den geänderten Rahmenbe-

---

1 KBV Selbstbewertungsbogen, © Kassenärztliche Bundesvereinigung, Stand 10-2014

2 KBV/Selbstbewertung zum Umsetzungsstand des einrichtungsinternen Qualitätsmanagements in vertragsärztlichen Praxen/Einrichtungen/Januar 2020

dingungen anzupassen. Nach dieser Überprüfung müssen die geänderten Dokumente durch die Praxisleitung „freigegeben" sowie die Mitarbeiterinnen und Mitarbeiter über Änderungen/ Anpassungen informiert werden.

Wenn Qualitätsmanagement weitergedacht wird, kann es auch als wesentlicher Unterstützungsprozess für das Praxismanagement betrachtet werden. Abläufe und Zuständigkeiten werden geklärt und die Strukturen der Praxis werden transparent für die Mitarbeitenden. Fehler und Brüche in der Leistungserbringung können festgestellt und reduziert werden.

7.1 Teambesprechungen und Kommunikation als zentrale Elemente

Ein sehr wesentlicher Baustein eines Praxis-QM sind die regelmäßigen Teambesprechungen, die einer verbesserten Kommunikation innerhalb der Praxis dienen. Es erscheint auf den ersten Blick möglicherweise sehr aufwändig, neben dem zeitfordernden Praxisbetrieb diese Zeiten für die Mitarbeiterbesprechungen „herauszuschneiden". Allerdings sind diese Teambesprechungen, wenn sie klar strukturiert und effektiv durchgeführt werden, eine wichtige Quelle für Optimierungen und Verbesserungen und können sogar als Frühwarnsysteme für Probleme dienen.

Es ist lohnenswert, sich auch ein paar grundsätzliche Gedanken darüber zu machen, wie innerhalb der Praxis kommuniziert wird. So sind die mit bestimmten Aufgaben betrauten Mitarbeiterinnen meistens Expertinnen in ihrem Metier und machen sich Gedanken über ihre Tätigkeit. Sie wissen genau, wo es hakt, welche Veränderungen positive oder negative Auswirkungen auslösen und wie Abläufe in ihrem Zuständigkeitsbereich optimiert werden könnten. Werden solche Ansätze in einer Teambesprechung formuliert und gemeinsam in die Umsetzung gebracht, kann die Praxis davon nur profitieren.

Auch die Regelung von Verantwortlichkeiten und Zuständigkeiten kann Praxisabläufe deutlich verbessern und harmonisieren.

Hinweise für Praxis-/bzw. Teambesprechungen

In den Qualitätsmanagementvorgaben des GBA sind folgende Vorgaben erwähnt:

Teambesprechungen sollen

- regelmäßig (= Besprechungstermine festlegen) und
- strukturiert (Tagesordnung, Protokoll) sein sowie
- allen Mitarbeiterinnen und Mitarbeitern die Möglichkeit geben, aktuelle Themen und Probleme anzusprechen.

Folgende Punkte sollten daher beachtet werden:

- Rechtzeitiger Aushang einer Themen-Sammelliste, auf der die Mitarbeitenden die zu besprechenden Themen eintragen können
- Grundsätzlich gilt: Wer ein Thema einträgt, stellt es auch in der Besprechung vor.
- Festlegung einer Tagesordnung und Festlegung einer Besprechungsleitung
- Teambesprechungen sind Arbeitszeit und damit teuer – sorgen Sie für einen effektiven Besprechungsablauf!
- Einhaltung einer geordneten Gesprächskultur seitens der Besprechungsleitung
- Immer ein Protokoll erstellen, das die wesentlichen Informationen enthält. Im Zweifelsfall ein reines Ergebnis- oder Beschlussprotokoll.
- Verbindlichkeit herstellen: Wer macht bis wann was?
- Das Protokoll der Besprechung wird allen Praxismitarbeitenden zugänglich gemacht, beispielsweise durch einen Rundlauf mit Unterzeichnung. Somit wird sichergestellt, dass auch alle Mitarbeitenden das Protokoll gelesen und zur Kenntnis genommen haben.

Häufig wird es vorkommen, dass Mitarbeitende im Praxisalltag eine Rückkopplung benötigen, daher lassen sich aus der Kommunikationstheorie entstammende Regeln nutzen, wie ein Feedback wertschätzend und nicht etwa verletzend gegeben werden kann, indem

- Sachverhalte beschrieben, statt bewertet werden (mit Situationsbeschreibungen beginnen; möglichst konkrete Beobachtungen; keine Globalaussagen),
- Gefühle direkt formuliert werden statt indirekt (z. B. „Das hat auf mich … gewirkt" oder „…das hat mich geärgert …"),
- eigene Wünsche angesprochen werden (sagen, was der oder die andere konkret anders machen soll).

PRAXIS-TIPP

Im Rahmen einer Mitarbeiterbesprechung/Teamsitzung kann auch ein kurzer Fortbildungsteil eingebaut werden, z. B. 15 Minuten zu wichtigen Themen, z. B. Impfungen, Hygiene, Risikomanagement, Röntgen- und Arbeitsschutzvorschriften, Ergebnisse der letzten Patienten- bzw. Mitarbeiterbefragung, Veränderung zu Standardvorgehensweisen, Erkenntnisse aus dem Besuch einer Fortbildungsveranstaltung oder eines Kongresses.

Auch diese Themen können ebenfalls von einer Mitarbeiterin vorbereitet und präsentiert werden. Damit werden das Engagement und der Lerneffekt für alle Beteiligten verbessert.

In den Zeiten der COVID-19-Pandemie wurden auch virtuelle Werkzeuge etabliert, die für Teambesprechungen nutzbar sind. So können Teambesprechungen auch in Form von Videokonferenzen durchgeführt werden. Die entsprechenden Software-Tools sind häufig kostenlos (Microsoft Teams, Cisco Webex, Zoom) und weite Anfahrten zur Praxis können entfallen, was für alle Mitarbeiterinnen einen geringeren Zeitaufwand bedeutet. Allerdings entfallen bei diesen Formaten die direkte menschliche Interaktion und auch die potenziell angenehme Atmosphäre eines persönlichen Zusammenseins. Versuchen Sie, in ihrer

Praxis die richtige Mischung aus virtueller und persönlicher Anwesenheit zu finden.

Eine wertschätzende und gelungene Kommunikation ist in der Arztpraxis extrem wichtig. Sie beeinflusst nicht nur die Stimmung im Team, sondern wird auch von Patienten sehr schnell wahrgenommen.

Wer sich mit dieser Thematik intensiver beschäftigen möchte, dem seien die Bücher von Friedemann Schulz von Thun (4-Seiten-Modell) oder auch Paul Watzlawick (5 Axiome der Kommunikationstheorie) empfohlen.

Kommunikationsregeln für Besprechungen

Einige Kommunikationsregeln haben sich auch für Teambesprechungen bewährt, und es ist zu empfehlen, dass diese eingeübt, von allen Teilnehmerinnen und Teilnehmern vorab konsentiert und vor allem eingehalten werden:

- Es spricht immer nur einer.
- Den Sprecher/die Sprecherin ausreden lassen.
- Kein Beitrag sollte (idealerweise) länger als 30 Sek dauern.
- Ausführungen des Vorredners werden nicht durch Killerphrasen kritisiert.
- Auf Behauptungen des Vorredners erfolgen keine Gegenbehauptungen, sondern Fragen nach dem Warum, Wieso, Weshalb.
- Kritik wird an der Sache, nicht an der Person geübt!
- Nur wer unmittelbar zum vorliegenden Thema etwas zu sagen hat, sollte sich zu Wort melden.
- Kritik sollte nur vorgebracht werden, wenn man sich zuvor vergewissert hat, ob man den Vorredner so richtig verstanden hat (Habe ich richtig gehört, Sie sagten, dass ….?).

Aus eigener Erfahrung wissen die Teilnehmenden oft implizit, was sie an Konferenzen, Besprechungen oder Seminaren stört:

- Ergebnislosigkeit (kein konkreter Aktionsplan)
- Langeweile (fehlende Motivation)
- Zeitverlust (zu lange Dauer)
- Abweichung vom Thema und zu lange Monologe einzelner Teilnehmer
- Besprechung von Nebensächlichkeiten und Festhaken am Detail
- versteckte Machtkämpfe
- ungleicher Informationsstand
- mangelnde Vorbereitung
- zu lange Anlaufzeit
- fehlende Ergebnisorientierung
- zu viel Sitzen – zu wenig Handeln
- passive, abwehrende Teilnehmer

Leider können auch Konflikte innerhalb einer Teambesprechung eskalieren, indem versteckte Machtkämpfe ausgetragen werden oder Teilnehmer mit ungleichem Informationsstand zusammengebracht werden. Besonders frustrierend sind Besprechungen, bei denen eine mangelnde Vorbereitung das ganze unnötig in die Länge zieht oder eine zu lange Anlaufzeit die Beschäftigung mit den eigentlichen Themen verzögert. Daher ist eine gute Besprechungsvorbereitung mit einer rechtzeitig den Teilnehmenden zugestellten Tagesordnung unabdingbar. Jeder Teilnehmer ist dann auch verpflichtet, sich auf die Besprechungsthemen vorzubereiten und zu den eigenen Punkten eine kurze und prägnante Info geben zu können.

Um eine erfolgreiche Teambesprechung zu erreichen, können auch sog. „Konfliktbremser" eingesetzt werden.

- Ich-Botschaften senden
- Ruhe, Sachlichkeit, freundlicher Ton
- positive Grundhaltung
- zuhören, ausreden lassen, konstruktiv nachfragen
- gegebenenfalls vertagen
- Gesicht wahren lassen

Kurz & knapp

Roter Faden für effiziente Teambesprechungen:

- Tagesordnung vor dem Treffen allen Teilnehmenden zustellen
- Hausaufgaben gemacht? Gute Vorbereitung der Teilnehmer einfordern
- Zeitrahmen (pünktlicher Beginn, pünktliches Ende) einhalten
- Eine Moderation ist ab ca. 4 Teilnehmern sinnvoll.
- Wofür wie lange (Zeitrahmen für jeden Tagungsordnungspunkt festlegen)
- Alles verstanden? (Zusammenfassung am Ende, Aufgabenverteilung – konkret verbleiben)
- Protokoll erstellen (lassen)

Das Ziel einer Teambesprechung ist eine kreative, schöpferische Problemlösung, mit der sich möglichst alle Teilnehmenden identifizieren können.

8 Übersicht über QM-Systeme für die Arztpraxis

Für Arzt- und Zahnarztpraxen steht eine Vielzahl von unterschiedlichen Qualitätsmanagementsystemen zur Auswahl.

Vor der Entscheidung für ein spezielles QMS sollte die Frage gestellt werden: Wird überhaupt ein Qualitätsmanagementsystem benötigt, oder reicht es aus, die Vorgaben des Gemeinsamen Bundesausschusses (GBA) für ein Qualitätsmanagement in der Praxis zu erfüllen?

Die einfachste Lösung für ein solches Vorhaben ist es, entsprechend der Systematik der Qualitätsmanagement-Richtlinie (QM-RL) des GBA mithilfe von Standard-Softwareprodukten wie Textverarbeitung und Tabellenkalkulationen die entsprechenden Dokumente zu sichten und fehlende Unterlagen zu ergänzen. Die QM-RL des GBA sieht ausdrücklich keine bestimmte Systematik oder besondere formale Anforderungen vor, so dass das relativ einfach umsetzbar ist.

> Die Richtlinien des Gemeinsamen Bundesausschusses sehen ausdrücklich keine Zertifizierung des praxisinternen QMS vor! Ebenso werden keine Vorgaben an formale Strukturen oder die Systematik gemacht.

Die KVB bietet einige in der Praxis einfach einsetzbare Materialien und Unterstützungen an, u. a. auch einen Selbstbewertungsbogen zur Einschätzung des aktuellen Entwicklungsstands des praxisindividuellen QM[1].

Mittels des KBV-Selbstbewertungsbogens können die Anwendungsbereiche des QM überprüft werden, wie:

---

[1] Selbstbewertungsbogen zur Einschätzung Ihres internen Qualitätsmanagements, KBV-Selbstbewertungsbogen, https://www.kbv.de/html/qualitaetsmanagement.php, © Kassenärztliche Bundesvereinigung

- Notfallmanagement
- Hygienemanagement
- Arzneimitteltherapiesicherheit
- Schmerzmanagement
- Maßnahmen zur Vermeidung von Stürzen

So werden konkrete Themenbereiche abgefragt, die die Grundelemente eines QM in der Praxis darstellen wie:

1. Integration fachlich und wissenschaftlich anerkannter Standards und Leitlinien in den Behandlungsalltag
2. Patientenorientierung und Patientensicherheit als fester Bestandteil im Praxisalltag
3. Patienteninformation und -beratung, damit sie bei Entscheidungen im Behandlungsprozess mitwirken können (Informed consent)
4. Klare Strukturierung der wichtigsten Behandlungsabläufe in der Praxis
5. Regelung von Aufgabenzuordnung und die Verantwortlichkeiten
6. Mitarbeiterorientierung (Maßnahmen des Arbeits- und Gesundheitsschutzes, regelmäßige Fort- und Weiterbildungen, Mitarbeiterbefragungen, Jahresgespräche)
7. Verbindliche Festlegung der organisatorischen Aufgaben und Abläufe (Praxismanagement), beinhaltet z. B. die Organisation und verbindliche Regelung aller wichtigen Prozesse wie z. B. Terminplanung, Erfassung Patientendaten, Dokumentation in der Patientenakte und Abrechnung
8. Etablierung eines Hygienemanagements, dies beinhaltet einen schriftlichen Hygieneplan u. a. mit Inhalten zur Reinigung und Desinfektion der Praxisräume und Medizinprodukte, Kenntnisse zur Händehygiene inkl. Hautschutz, Vorhaltung und Tragen von Schutzkleidung
9. Regelungen zur internen Kommunikation zwischen den Mitarbeitern und der Leitung, um sicherzustellen, dass patientenbezogene Informationen verlässlich weitergeben werden und die zeitnahe Erledigung von Anordnungen er-

folgen kann (bspw. Checklisten, Laufzettel oder standardisierte Vermerke in der Patientenakte); über Risiken, Fehler und Beschwerden wird gesprochen; Einführung regelmäßiger Teamsitzungen

10. Klare Regelungen für die Kommunikation und Kooperation mit externen Partnern, das betrifft beispielsweise Krankenhauseinweisungen, Regelungen zur Schweigepflichtentbindung für externe Partner, Zweitmeinung, Fallbesprechungen und Qualitätszirkel
11. Regelungen zum Informationsmanagement in der Praxis
12. Qualitätssicherungsmaßnahmen werden in das interne Qualitätsmanagement der Praxis/Einrichtung eingebunden (d. h. Anforderungen an Untersuchungs- und Behandlungsmethoden sind klar definiert und in das QM-System integriert; Ergebnisse bspw. aus Rückmeldeberichten zu DMP, ambulantem Operieren oder Dialyse werden ausgewertet und ggf. für Verbesserungen genutzt).
13. Die Praxis/Einrichtung hat konkrete Qualitätsziele definiert und setzt entsprechende Maßnahmen um.
14. Ziele können gemeinsam im Team entwickelt werden, um die Akzeptanz der Umsetzung zu erhöhen, wie die Verbesserung der Patientenzufriedenheit, den vermehrten Einsatz von Informations- und Aufklärungsmaterialien, die Reduktion von Fehlern und Beschwerden, den Abbau von Überstunden oder die Verbesserung der Hygienequalität.
15. Wichtig ist es jedoch nicht nur, Qualitätsziele zu definieren, sondern die Zielerreichung systematisch zu überprüfen.
16. Beschreibung aller relevanten Arbeitsabläufe der Praxis in Form von Prozess- und Ablaufbeschreibungen, in denen festgelegt wird, wer was wie und wann durchführt („Das Richtige richtig tun"). Diese können von Mitarbeitern und der Praxisleitung gemeinsam erstellt und schriftlich fixiert werden. Dies ermöglicht dem Praxisteam eine sichere Durchführung und sorgt für Transparenz – auch im Haftungsfall.
17. Regelmäßige Durchführung von Patientenbefragungen

18. Regelungen zum Umgang mit Beschwerden in der Praxis
19. Einsatz von Checklisten für immer wiederkehrende Arbeiten können zur Kontrolle oder Vorbereitung von Abläufen eingesetzt werden. Beispiele: Checklisten für Notfallausstattung/Notfallkoffer, Kühlschranktemperatur, Packliste Sterilisation, Dokumente zur Ein-/Überweisung, Medikationsmanagement, Erkennen von Notfällen am Telefon, Geräte, OP-Checkliste etc.
20. Festlegungen für den Umgang mit Risiken und sicherheitsrelevanten Ereignissen
21. Festlegung eines Notfallmanagements für die Versorgung von Notfallpatienten. Dies umfasst klare Regelungen zum Umgang mit Notfällen, eine angemessene Notfallausstattung sowie regelmäßige Schulungen des Teams
22. Nachvollziehbare Dokumentation des internen Qualitätsmanagements, d. h. der Qualitätsziele, ergriffener Maßnahmen, Überprüfungen bspw. in Form einer Selbstbewertung, eines Audits oder einer Zertifizierung, Zielerreichung und ggf. Anpassung von Maßnahmen
23. Wichtige QM-Dokumente sind bspw. Ablauf- und Prozessbeschreibungen, Durchführungsanleitungen, Pläne, Formulare, Checklisten und Organigramme. Die Dokumente können in einem (elektronischen) QM-Handbuch zusammengefasst werden.

Mit diesem Selbstbewertungsbogen kann geklärt werden, ob die Grundelemente und Instrumente des Qualitätsmanagements bereits in der Praxis vorhanden sind und gelebt werden, oder ob hier noch Verbesserungsbedarf besteht, einige Elemente noch nicht vorhanden oder ggf. gar nicht anwendbar sind.

In den bereits etablierten Qualitätsmanagementsystemen werden diese Grundelemente eines QM systematisch erfasst und belegt.

8.1 Qualität und Entwicklung in Praxen (QEP®)

Das QEP®-System (Qualität und Entwicklung in Praxen) wurde gemeinsam mit Ärzten, Psychotherapeuten, Medizinischen Fachangestellten und QM-Experten von der KBV und den Kassenärztlichen Vereinigungen speziell für niedergelassene Ärzte und Psychotherapeuten als modulares Qualitätsmanagement-Konzept entwickelt.

Niedergelassene werden mit diesem System anhand mehrerer praxisspezifischer Bausteine dabei unterstützt, ihr einrichtungsinternes Qualitätsmanagementsystem erfolgreich und kostengünstig aufzubauen.

Die Ansätze von QEP® sind:

- konsequente Patientenorientierung
- einfache Anwendbarkeit
- verständlich formulierte Qualitätsziele
- praktische Tipps und Unterstützungshilfen
- Umsetzungsvorschläge und Musterdokumente (QEP®-Manual inkl. CD-Rom)

Mit der Anwendung von QEP® kann eine sichere Erfüllung der QM-Richtlinie gewährleistet werden. Es werden zahlreiche Hinweise auf gesetzliche Anforderungen und Links hinterlegt.

Durch den modularen Systemaufbau wird es ermöglicht, den Weg zum erfolgreichen QM-System selbst festzulegen. Durch eine einfache Selbstbewertung können bereits vorhandene Stärken und Verbesserungspotenziale festgestellt werden.

Eine Zertifizierung nach QEP® ist seit 2021 nicht mehr vorgesehen.

Im Prinzip ist das QEP®-System eine Übersetzung der DIN ISO auf die Besonderheiten einer Arztpraxis.

8.2 DIN-ISO 9001:2015 = Produktions- und Dienstleistungs-QMS

Die ISO 9001 legt die Mindestanforderungen an ein Qualitätsmanagementsystem (QM-System) fest, denen eine Organisation/ein Unternehmen zu genügen hat. Das Managementsystem soll einem stetigen Verbesserungsprozess unterliegen. Die revidierte Neufassung der ehemaligen 2000er Norm wurde im November 2015 verabschiedet, daher der Name: ISO 9001:2015.

Die Struktur der neuen Revision orientiert sich an der Grundstruktur für Managementsystemnormen (High Level Structure) und hat deshalb jetzt 10 Kapitel[1] mit einigen Unterkapiteln.

1 Anwendungsbereich

2 Normative Verweise

3 Begriffe

4 Kontext der Organisation

4.1 Verstehen der Organisation und ihres Kontextes

4.2 Verstehen der Erfordernisse und Erwartungen interessierter Parteien

4.3 Festlegen des Anwendungsbereichs des Qualitätsmanagementsystems

4.4 Qualitätsmanagementsystem und dessen Prozesse

5 Führung

5.1 Führung und Verpflichtung

5.2 Qualitätspolitik

5.3 Rollen, Verantwortlichkeiten und Befugnisse in der Organisation

---

[1] Quelle: Wikipedia Qualitätsmanagementnorm, https://de.wikipedia.org/wiki/Qualit%C3%A4tsmanagementnorm, Seitenabruf: 18.07.2021/11:12 Uhr

6 Planung für das Qualitätsmanagementsystem

6.1 Maßnahmen zum Umgang mit Risiken und Chancen

6.2 Qualitätsziele und Planung zu deren Erreichung

6.3 Planung von Änderungen

7 Unterstützung (Support)

7.1 Ressourcen

7.2 Kompetenz

7.3 Bewusstsein

7.4 Kommunikation

7.5 Dokumentierte Information

8 **Betrieb** (Operation)

8.1 Betriebliche Planung und Steuerung

8.2 Anforderungen an Produkte und Dienstleistungen

8.3 Entwicklung von Produkten und Dienstleistungen

8.4 Steuerung von externen bereitgestellten Prozessen, Produkten und Dienstleistungen

8.5 Produktion und Dienstleistungserbringung

8.6 Freigabe von Produkten und Dienstleistungen

8.7 Steuerung nichtkonformer Prozessergebnisse, Produkte und Dienstleistungen

9 Bewertung der Leistung

9.1 Überwachung, Messung, Analyse und Bewertung

9.2 Internes Audit

9.3 Managementbewertung

10 Verbesserung

10.1 Allgemeines

10.2 Nichtkonformität und Korrekturmaßnahmen

10.3 Fortlaufende Verbesserung

An dieser Auflistung wird deutlich, dass es sich um eine Industrienorm handelt, die auch im Dienstleitungssektor eingesetzt werden kann.

Es handelt sich um eine zertifizierbare Norm, die über bei der Deutschen Akkreditierungsstelle (DAKKS) akkreditierte Zertifizierungsunternehmen überprüft und damit zertifiziert werden kann. Dabei sind jährliche Überwachungsaudits und im Turnus von drei Jahren sog. Re-Zertifizierungen vorgesehen.

Die Begrifflichkeiten der DIN-ISO sind für medizinisch ausgebildete Menschen schwer verständlich und die extreme Formalisierung löst im Praxisalltag eher Unverständnis und Widerstand aus.

8.3 EFQM: European Foundation for Quality Management

Das 1988 von der European Foundation for Quality Management (EFQM) entwickelte EFQM-Modell orientiert sich am Total-Quality-Management-Gedanken. Mit diesem Modell soll eine ganzheitliche Sicht auf die Organisation ermöglicht werden.

Es werden Voraussetzungen und Ergebniskriterien definiert, die für die Erlangung des Europäischen Qualitätspreises gewichtet werden.

Unter Voraussetzungen/Befähiger werden Führung, Strategie, Mitarbeiter, Partnerschaften und Ressourcen sowie Prozesse, Produkte und Dienstleistungen verstanden, während die Ergebniskriterien nach kundenbezogenen, mitarbeiterbezogenen, gesellschaftsbezogenen Ergebnissen und Schlüsselergebnissen analysiert werden.

Für die Ergebnisse werden entsprechende Indikatoren (= Anzeiger) definiert, deren Erfüllungsgrad gemessen werden kann. Daraus ergibt sich das in *Abbildung 11* dargestellte Schema.

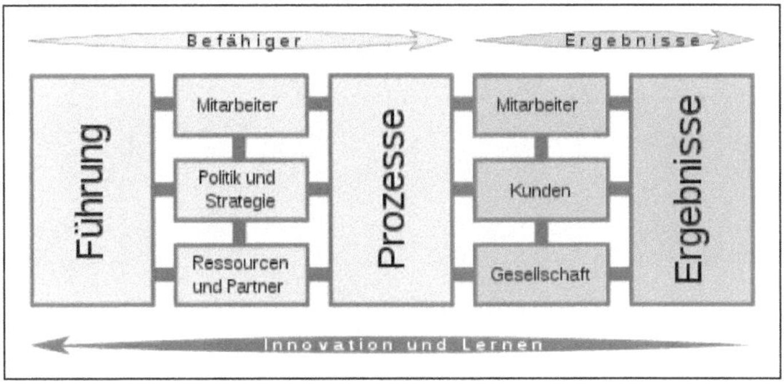

Abb. 11: EFQM-Modell

2020 wurde das EFQM-Modell überarbeitet und die RADAR-Logik implementiert, bei der dargelegt wird, dass eine Organisation

- die angestrebten Ergebnisse in der Strategie der Organisation verankert;
- integrierte Ansätze für fundiertes Vorgehen plant und entwickelt, um die angestrebten Ergebnisse jetzt und in Zukunft zu erzielen;
- ihre Vorgehen systematisch umsetzt und anwendet;
- die umgesetzten Vorgehen durch kontinuierliche Überprüfung und Analyse der erzielten Ergebnisse bewertet und verbessert sowie Lernprozesse aufrechterhält.

Der Grundgedanke des EFQM-Modells lautet[1]:

„Exzellente Organisationen erzielen dauerhaft herausragende Leistungen, welche die Erwartungen aller ihrer Interessengruppen erfüllen oder übertreffen."

[1] © EFQM, www.efqm.org

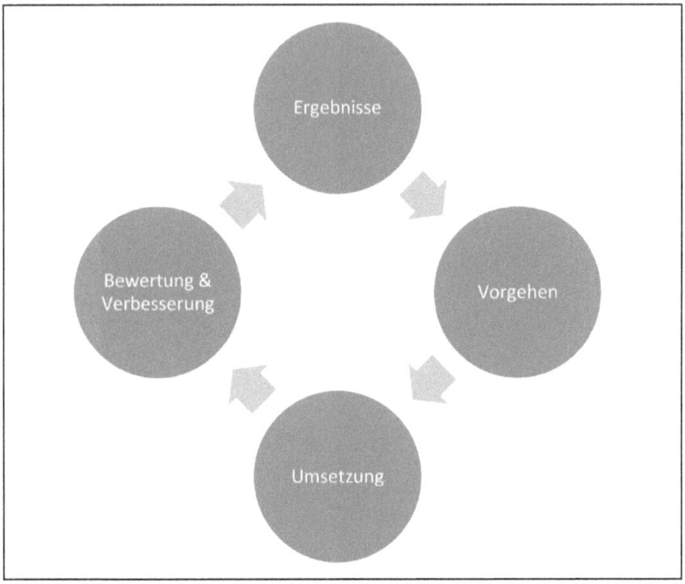

Abb. 12: EFQM-Zyklus

Inwiefern dieses Modell für die Arztpraxis anwendbar und implementierbar ist, muss im individuellen Fall entschieden werden.

8.4 KTQ®: Kooperation für Transparenz und Qualität im Gesundheitswesen

Auch das KTQ®-Modell basiert auf den gesetzlichen Vorschriften nach dem Fünften Sozialgesetzbuch (SGB V), nach dem Einrichtungen des Gesundheitswesens einen Nachweis über ein internes Qualitätsmanagement erbringen müssen.

Das KTQ-Verfahren ist ein darauf abgestimmtes freiwilliges Verfahren und ist auf die speziellen Anforderungen in den Bereichen Krankenhäuser, Praxen und MVZ, Rehabilitationseinrichtungen, ambulante und stationäre Pflegeeinrichtungen,

Hospize und alternative Wohnformen sowie Rettungsdienste ausgelegt.

Das KTQ-System ist prozessorientiert und kann bei Bedarf zertifiziert werden.

Die sechs Kategorien, nach denen die Kriterien zur Qualitätssicherung definiert sind, lauten:

- Patientenorientierung
- Mitarbeiterorientierung
- Sicherheit
- Kommunikations- und Informationswesen
- Unternehmensführung
- Qualitäts- und klinisches Risikomanagement.

Das Ergebnis der Zertifizierung wird in einem KTQ-Ergebnisbericht dokumentiert.

8.5 Das Europäische Praxisassessment (EPA)

Der Qualitätsmanagement-Ansatz des Europäischen Praxisassessment (EPA) zielt auf einen kontinuierlichen Verbesserungsprozess in Arztpraxen ab, indem die Arztpraxis als „lernendes System" gesehen wird.

Die praktische Umsetzung zur „lernenden Praxis" erfolgt in fünf Schritten:

1. Vorbereitung
   Nach einer vorbereitenden Teambesprechung zeigt eine Analyse der Praxisorganisation anhand eindeutiger und valider Indikatoren und mittels evaluierter Instrumente zur Datenerhebung (z. B. Patientenbefragung) Stärken und Verbesserungspotenziale der Praxis auf.
2. Evaluation
   Die Datenerhebung erfolgt mehrperspektivisch durch Befragungen aller in der Versorgung direkt beteiligten Personen (Ärzte, Mitarbeiter, Patienten). Im Rahmen eines Pra-

xisbesuches betrachtet außerdem ein externer Visitor die Organisation der Praxis.

3. Moderierte Teambesprechung
4. Benchmarking
   Die Ergebnisse der Analyse werden in einer vom Visitor moderierten Teamsitzung im Vergleich zu anderen Praxen vorgestellt (Benchmarking mit Stärke-Schwächen-Analyse).
5. Eigene Qualitätsprojekte
   Es werden konkrete Schritte diskutiert, wie Stärken ausgebaut und wie Schwächen beseitigt werden können. Dabei kann die Praxis entsprechend individueller Bedürfnisse auf eine kostenlose Internet-Seite mit Materialien sowie, falls weiterer Bedarf besteht, auf themenspezifische Workshops zurückgreifen.

Eine Zertifizierung für Praxen, die das EPA-Verfahren vollständig durchlaufen haben, kann durch die unabhängige und gemeinnützige Stiftung Praxissiegel e. V. erfolgen.

Im Rahmen der EPA-Systematik erhält die Praxis Rückmeldungen zu den fünf wichtigen Organisationsbereichen:

1. Qualität und Sicherheit
2. Information
3. Infrastruktur
4. Menschen
5. Finanzen

8.6 Visitatie-Programm (NL)

Das Visitationsmodell, die VIP-Methode (**V**isit **I**nstrument to Assess **P**ractice Management), wurde in Holland entwickelt. Anhand eines Katalogs von Indikatoren wird in einer Praxisvisitation das Management der Arztpraxis begutachtet.

Dafür stehen die folgenden Instrumente zur Verfügung:

- Befragung von Patienten, Personal und Arzt,
- ein Selbst-Assessment der Praxis,

- eine Visitation,
- ein Feedback-Report und
- eine abschließende Teambesprechung.

Im Assessment werden die Kompetenzen und Maßnahmen im Bereich der Praxisorganisation, die Zusammenarbeit mit anderen an der Versorgung teilnehmenden Professionen, die Dokumentation und die bisher realisierten Ansätze zu einer systematischen Qualitätsförderung erhoben.

Diese Methode verfolgt somit eher einen edukativen Ansatz und keinen „Top-down-Prozess" mit Sanktionen bei Nichterfüllung von Kriterien. Es werden mögliche Schwachstellen der Praxis deutlich gemacht und eine konstruktive Zusammenarbeit in der Erarbeitung von Wegen zur Verbesserung des Praxismanagements angeregt. Nach der Visitation erhält die Arztpraxis konkrete Verbesserungsvorschläge. Mit dem formalen Charakter der Methode wird die Professionalisierung der Praxen in Bezug auf ihr eigenes Management gefördert.

PRAXIS-TIPP

Die Vorgaben des GBA beinhalten die Pflicht, innerhalb von 3 Jahren nach der Zulassung ein QMS zu etablieren. Ob die Praxis sich hierbei an einem der etablierten QM-Systeme orientiert oder gezielt den Anforderungskatalog des Gemeinsamen Bundesausschusses abarbeitet, bleibt dem eigenen Ermessen überlassen.

Aus eigener Erfahrung geben die praxisorientierten Systeme wie bspw. QEP® einen guten Rahmen vor, der auch konkret umsetzbar ist und einen Mehrwert für die Praxis bringt. Zusätzlich beinhaltet QEP® auch viele Mustervorlagen und nützliche Verweise, die die Umsetzung in der eigenen Praxis erleichtern.

Ein Preisvergleich lohnt sich. Die Preise für Zertifizierungen der QMS unterscheiden sich deutlich.

8.7 Gemeinschaftszertifizierungen

Eine kostengünstigere Alternative zur Einzelzertifizierung kann eine Gemeinschaftszertifizierung darstellen. Diese kommt für Praxisnetze oder Praxen, die eng zusammenarbeiten und im Bereich des QMs kooperieren, in Betracht.

Eine Gemeinschaftszertifizierung basiert auf dem Zertifizierungsverfahren für die DIN EN ISO 9001 und wendet sich an Zusammenschlüsse eigenständiger Praxen, welche ein gemeinsames QM-System verwenden. In diesem Fall wird eine koordinierende Stelle benötigt, die zentrale QM-Funktionen wahrnimmt.

Wesentliche zentrale QM-Funktionen sind:

- ein gemeinsames QM-Handbuch,
- die zentrale Überwachung und Entwicklung des QM-Systems, z. B. durch einen gemeinsamen QM-Beauftragten,
- zentral gesteuerte, interne Audits, die praxisübergreifend stattfinden können,
- die Durchführung zentraler Management-Reviews, bezogen auf das gemeinsame QM-System.

Bei der Gemeinschaftszertifizierung wird jede beteiligte Einrichtung einzeln zertifiziert und erhält ein eigenes, voll gültiges Zertifikat. Allerdings können sich der Umfang der Audits gegenüber einer regulären Einzelzertifizierung und damit auch die entsprechenden Kosten im Idealfall um bis zu 40 % reduzieren.

Eine Gemeinschaftszertifizierung setzt allerdings einen hohen Grad an Organisation und Zusammenarbeit der beteiligten Praxen voraus.

PRAXIS-TIPP

Die Grundsatzfrage lautet: Zertifizierung ja oder nein?

Während in der Industrie durch Zertifizierungen der Zulieferer aufwändige und teure Eingangsprüfungen von Waren und Materialien nicht mehr notwendig sind, ist die Situation in Arztpraxen eine andere.

Wie bereits erwähnt, ist entsprechend den Vorgaben des Gemeinsamen Bundesausschusses eine Zertifizierung nicht notwendig, um die Einführung eines praxisinternen QMS nachzuweisen. Anders kann dies beim Eingehen von Kooperationen mit anderen Bereichen des Gesundheitssystems (Krankenhäusern, Rehabilitationseinrichtungen) oder auch beim Abschluss von integrierten Versorgungsverträgen/Verträgen der besonderen Versorgung sein. Hier sind jedoch im Einzelfall die Vorgaben und Ziele zu prüfen.

8.8 Sektorenübergreifende Qualitätssicherung (sQS)

Neben den Möglichkeiten der ärztlichen Qualitätssicherung durch Peer-Reviews, Morbiditäts- und Mortalitätskonferenzen sowie mittels ärztlicher Qualitätszirkel wurde das Instrument der sektorenübergreifenden Qualitätssicherung durch den GBA[1] eingeführt.

Heute werden viele medizinische Leistungen wahlweise ambulant oder stationär durchgeführt. Damit betrifft die Qualitätssicherung sowohl Leistungen, die in Praxen und Krankenhäusern angeboten werden, als auch sektorenübergreifende Behandlungsabläufe. Ziel der sQS ist eine gleich hohe Qualität in beiden Sektoren, um ein gutes Behandlungsergebnis für die Patienten zu erreichen.

Das erfolgt durch die Dokumentation und Bewertung von Qualität über die Sektorengrenzen hinweg.

Aktuell umfasst die sQS folgende Bereiche:

- Gefäßchirurgie – Karotis-Revaskularisation (QS Karotis)
- Gynäkologie:

[1] „Richtlinie zur datengestützten einrichtungsübergreifenden Qualitätssicherung" (DeQS-RL)

  - Mammachirurgie (QS MC)
  - gynäkologische Operationen (ohne Hysterektomien) GYN-OP)
- Kardiologie und Herzchirurgie:
  - Versorgung mit Herzschrittmachern und implantierbaren Defibrillatoren (QS HSMDEF)
  - perkutane Koronarintervention (PCI) und Koronarangiographie
  - Koronarchirurgie und Eingriffe an Herzklappen (QS KCHK)
- Orthopädie und Unfallchirurgie:
  - Hüftgelenkversorgung (QS HGV)
  - Knieendoprothesenversorgung (QS KEP)
- Perinatalmedizin:
  - Perinatalmedizin (QS PM)
  - Qualität der Versorgung sehr kleiner Frühgeborener (NICU)
- Pflege:
  - Dekubitusprophylaxe (QS DEK)
- Psychiatrische und Psychotherapeutische Versorgung: hier sind folgende QS-Verfahren in Entwicklung:
  - Ambulante Psychotherapie (QS AmbPT)
  - Schizophrenie (QS SCHIZOPHRENIE)
  - Personalausstattung Psychiatrie und Psychosomatik (QS PPP)
- Transplantationsmedizin und Nierenersatztherapie:
  - Transplantationsmedizin (QS TX)
  - Nierenersatztherapie bei chronischem Nierenversagen einschließlich Pankreastransplantationen (QS NET)
  - Follow-up für diverse Transplantationsverfahren
- Urologie: in Entwicklung befindet sich ein QS-Verfahren für
  - lokal begrenztes Prostatakarzinom (QS PROSTATA)
- Viszeralchirurgie:
  - Qualitätssicherung bei Cholezystektomien (QS CHE, seit 2019)
- Hygiene und Infektionsmanagement:

  - ambulant erworbene Pneumonie (QS CAP)
  - Vermeidung nosokomialer Infektionen – postoperative Wundinfektionen
  - in Entwicklung befindet sich noch Diagnostik, Therapie und Nachsorge der Sepsis (QS SEPSIS)
- Entlassmanagement: in Entwicklung:
  - Entlassmanagement (QS ENTLASS)

Die Auswertung des bundesweiten Datenmaterials erfolgt über das IQTIG (Institut für Qualitätssicherung und Transparenz im Gesundheitswesen), welches die Ergebnisse in einem jährlich erscheinenden IQTIG-Qualitätsreport[1] zusammenfasst.

Die Kassenärztliche Bundesvereinigung[2] und die Bundesärztekammer[3] sehen diese zentralisierten Qualitätssicherungsmaßnahmen auch aufgrund des systemimmanenten Dokumentationsaufwands inzwischen sehr kritisch und befürchten den Aufbau einer QS-Kontrollbürokratie.

Deshalb wird von KBV und BÄK gefordert, eine Fokussierung der QS-Maßnahmen durchzuführen, um einen Mehrwert für die Patientenversorgung zu erreichen und das ärztliche und pflegerische Personal von einem immer mehr ausufernden Dokumentationsaufwand zu entlasten, welcher zulasten der Patientenversorgung geht.

8.9 Qualitätszirkel

Nach der Definition der KBV[4] sind Qualitätszirkel „Kleingruppen, die auf freiwilliger Basis selbst gewählte Themen auf der Grundlage der Erfahrungen der Teilnehmer analysieren und mit Hilfe

[1] https://iqtig.org/veroeffentlichungen/qualitaetsreport/

[2] KBV/sQS – Impulse für eine Neuausrichtung/Juli 2021

[3] Memorandum „Qualitätssicherung/Qualitätsmanagement 2020 aus ärztlicher Sicht – Mehrwert für die Patientenversorgung", Beschluss des Vorstands der Bundesärztekammer vom 21.08.2020

[4] Kassenärztliche Bundesvereinigung (KBV), Richtlinien der KBV für Verfahren zur Qualitätssicherung (Qualitätssicherungs-Richtlinien der KBV) gemäß § 75 Abs. 7 SGB V vom 20. Januar 2000

verschiedener Verfahren Lösungsvorschläge erarbeiten sowie deren Umsetzung erneut evaluieren und reflektieren".

In den Qualitätszirkeln (QZ) können somit Probleme in der alltäglichen ärztlichen/psychotherapeutischen Praxis erkannt und bearbeitet werden. Die Teilnehmer erarbeiten gemeinsam handlungsrelevante Regeln bzw. Routinen ihres Alltagshandelns. Daraus entwickeln sie praxisadäquate Leitlinien für die eigene Praxis. So ermöglicht diese Qualitätszirkelarbeit die eigenständige Überprüfung der Angemessenheit des individuellen Handelns.

Zielsetzungen von Qualitätszirkeln[1]:

- Beschreibung und – wenn möglich – Abbildung der eigenen Tätigkeit
- Vergleich mit teilnehmenden Kollegen und Erfahrungsaustausch
- Analyse und Bewertung der eigenen Tätigkeit nach Qualitätskriterien
- Feststellung von Übereinstimmungen mit bestehenden Leitlinien, Identifizierung und Begründung von Abweichungen, Modifikation vorhandener Leitlinien gemäß den besonderen Bedingungen in der ambulanten Praxis
- Entwicklung und Anwendung praktikabler Problemlösungen
- Überprüfung der Ergebnisse angewandter Problemlösungen

PRAXIS-TIPP

Anerkannte Qualitätszirkel gelten als Fortbildungsveranstaltungen gemäß § 95d SGB V und können damit entsprechende Fortbildungspunkte generieren.

In vielen Disease-Management-Programmen (DMP), bei der Integrierten Versorgung (IGV) und der Hausarztzentrierten Versorgung (HZV) sind Qualitätszirkel zwingend oder optional als Zugangsvoraussetzung festgeschrieben.

[1] https://www.aezq.de/aezq/kompendium_q-m-a/6-qualitaetszirkel/#15

Die Rahmenbedingungen für Qualitätszirkel unterscheiden sich in den einzelnen Kassenärztlichen Vereinigungen. So bestehen nach Angaben der KV Baden-Württemberg[1] Qualitätszirkel aus mindestens fünf und höchstens 25 Personen (jeweils einschließlich Moderator), die mindestens einmal im Quartal tagen. Dabei können die Qualitätszirkel fachspezifisch, aber auch interdisziplinär oder berufsgruppenübergreifend zusammengesetzt sein.

Entscheidende Kriterien der Qualitätszirkelarbeit sind:

- Freiwilligkeit
- selbst gewählte Themen, die erfahrungsbezogen und auf der Grundlage des kollegialen Diskurses auf Augenhöhe („Peer Review") mithilfe geschulter Moderatoren bearbeitet werden
- Die Ergebnisse sind auf Basis empirischer Daten aus der ambulanten Versorgung zu evaluieren.
- Es handelt sich dabei um einen kontinuierlichen Prozess mit festem Teilnehmerkreis, bestehend aus Ärzten gleicher oder unterschiedlicher Fachrichtungen bzw. mit Psychotherapeuten.

Positive Aspekte und motivationsfördernd sind für die teilnehmenden Ärztinnen und Ärzte der interkollegiale Erfahrungsaustausch und die dort diskutierten konkreten und praxisnahen Hilfestellungen, aber auch die subjektive Erfahrung, dem Einzelkämpfer-Dasein regelmäßige Zusammenkünfte ein Stück weit zu entkommen und ggf. emotionale Entlastung zu erfahren.

Das Spektrum der Themen für die Qualitätszirkelarbeit ist breit und reicht von Arzneimittelmonografien über häusliche Gewalt bis hin zu Suchtmittelgebrauch.

Für die Moderatoren stehen für die verschiedenen Module nutzbares Hintergrundmaterial und Hinweise auf Moderations-

---

[1] https://www.kvbawue.de/praxis/qualitaetssicherung/qualitaetszirkel/

medien zur Verfügung, was die Vorbereitung und die Durchführung der QZ-Sitzungen unterstützt.

Übersicht der Qualitätszirkelmodule[1]:

- Arzneimittelmonographie
- Arzt-Patienten-Kommunikation
- Barrieren identifizieren – auf dem Weg zur barrierearmen Praxis
- Coaching-Techniken im Qualitätszirkel
- Differenzialdiagnostik
- Ethikberatung im Qualitätszirkel
- Evidenzbasierte Medizin (3 Module)
- Evidenzbasierte Verfahrensanweisungen
- Experteninterview
- Feedbackberichte (Verbesserungen ableiten)
- Frühe Hilfen (Familienfallkonferenz)
- Geriatrie
- Geschlechtersensible Gesundheitsversorgung
- Häusliche Gewalt (Möglichkeiten der Intervention)
- Hygienemanagement in Praxen/MVZ
- Impfen (zum Impfen motivieren)
- Journal Club
- Kultursensibilität in der Patientenversorgung
- Multimedikation
- Notfallversorgung – Notfälle vermeiden
- Palliativversorgung
- Patientenfallkonferenz
- Patienteninformation (Erstellung im Qualitätszirkel)
- Patientensicherheit
- Pharmakotherapie
- Qualitätsindikatoren – Anwendung in Qualitätszirkeln und Praxen
- ‚QEP im QZ': Überblick und Einstieg
- ‚QEP im QZ': Grundlagen und Organisation
- ‚QEP im QZ': Kommunikation

[1] https://www.kbv.de/html/27179.php

- ‚QEP im QZ': QM-System, Praxishandbuch, Fortbildung
- ‚QEP im QZ': Notfallmanagement
- ‚QEP im QZ': Terminvergabe
- ‚QEP im QZ': Internes Feedback
- Sepsis früh erkennen
- Suchtmittelgebrauch

Somit wird in den Qualitätszirkeln das gesamte Spektrum des medizinischen und psychotherapeutischen Alltags in den Praxen abgedeckt.

Stand Ende 2019 waren bereits 8 553 Qualitätszirkel bei den KVen gelistet, die insgesamt 71 464 Teilnehmende aufwiesen.

Die Kassenärztliche Bundesvereinigung gibt einen QZ-Newsletter[1] heraus, in dem aktuelle Themen der Qualitätszirkelarbeit beleuchtet werden.

Kurz & knapp

Die Qualitätszirkelarbeit fördert die lokale und regionale Kooperation der Ärzte und bietet eine regelmäßige Plattform zum gegenseitigen Gedankenaustausch.

Um eine konstruktive Qualitätszirkelarbeit zu etablieren, sind geschulte Moderatorinnen und Moderatoren aus den Reihen der Ärzteschaft notwendig, die die Organisation, Erstellung der jeweiligen Tagesordnung und moderierte Durchführung der QZ-Sitzungen sicherstellen. Die Anerkennung eines Qualitätszirkels bei der zuständigen KV setzt die Leitung durch einen qualifizierten Moderator voraus.

Weitere Informationen über das Thema Qualitätszirkelarbeit finden Sie unter: https://www.kbv.de/html/qualitaetszirkel.php

1 https://www.kbv.de/html/qz-news.php

8.10 Peer-Review-Verfahren

Die „nochmalige Durchsicht durch einen Ebenbürtigen" dient ursprünglich zur Qualitätssicherung einer wissenschaftlichen Arbeit oder eines Projektes durch unabhängige Gutachter aus dem gleichen Fachgebiet.

Auch für den vertragsärztlichen Bereich kann diese Methode wie oben beschrieben in der Qualitätszirkelarbeit zur Qualitätssicherung eingesetzt werden, indem eine strukturierte kritische (Selbst-)Reflexion des ärztlichen Handelns im Dialog mit Fachkollegen ermöglicht wird.

„Peer review is defined as a continuous, systematic, and critical reflection by a number of care providers, on their own and colleagues' performance, using structured procedures, with the aim of achieving continuous improvement of the quality of care."[1]

Ziel eines Peer-Review-Verfahrens ist damit eine Verbesserung der Qualität der Patientenversorgung einschließlich der Patientensicherheit durch die Identifizierung von Verbesserungspotenzialen und der daraus resultierenden Ableitung eines Maßnahmenplans. Damit kann medizinische Qualität mit geringem bürokratischen Aufwand und direktem Wissenstransfer wieder verstärkt in die tägliche ärztliche Arbeit integriert und weiterentwickelt werden.

In Deutschland wurden Peer-Review-Verfahren seit 2008 vor allem von träger- und einrichtungsübergreifenden Projekten wie der Initiative Qualitätsmedizin (IQM) und von der Deutschen Gesellschaft für Anästhesiologie und Intensivmedizin, der Deutschen Interdisziplinären Vereinigung für Notfall- und Intensivmedizin und dem Berufsverband Deutscher Anästhesisten (DGAI/DIVI/BDA) für die Intensivversorgung entwickelt und eingeführt. Wobei der Fokus der internen als auch externen Bewertung auf die Diagnostik und Therapie von Patienten gelenkt wurde.

---

[1] Grol R. Quality improvement by peer review in primary care: a practical guide. Qual Health Care 1994;3(3): 147–152

Die KBV bietet zum Themenkomplex Peer Review seit 2014 entsprechendes Informationsmaterial[1] an, welches auf Grundlage des „Curriculum Ärztliches Peer Review" der Bundesärztekammer basiert und den besonderen Bedingungen der niedergelassenen Versorgung entspricht.

Die wesentlichen Ziele eines Peer Reviews in der ambulanten Versorgung sind:

- Nutzung der kollegialen Reflexion des ärztlichen Handelns, um sogenannte „blinde Flecken" und damit Verbesserungspotenziale zu identifizieren,
- kollegialer Austausch auf Augenhöhe über die Weiterentwicklung der Patientenversorgung und Patientensicherheit,
- Stärkung des Qualitätsbewusstseins und
- Entwicklung einer Kultur des gegenseitigen Lernens.

So können fachgruppen-, netz- oder qualitätszirkelspezifische Peer-Review-Verfahren anhand eines Leitfadens strukturiert durchgeführt werden.

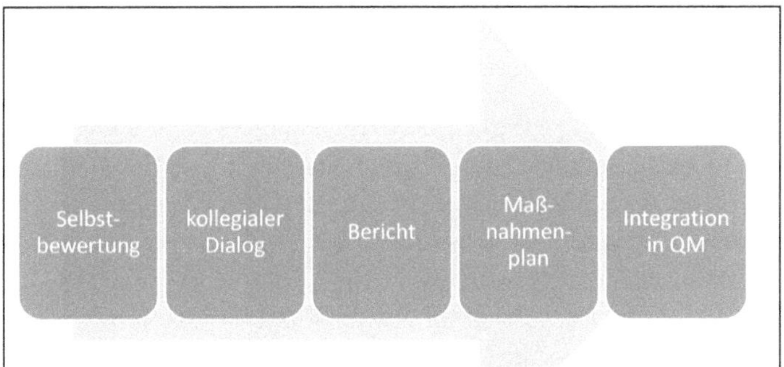

Abb. 13: Ablauf eines Peer-Review-Verfahrens, eigene Darstellung nach: Chop, Eberlein-Gonska, ZEFQ (Zeitschrift für Evidenz, Fortbildung und Qualität im Gesundheitswesen) Schwerpunkt, 547–552, January 01, 2012

[1] Peer-Review-Verfahren in der vertragsärztlichen Versorgung; Empfehlungen für Praxen, Arztnetze und Qualitätszirkel

Ein Peer Review läuft typischerweise in folgenden Phasen ab:

- Vorbereitende Selbstbewertung
- Fremdbewertung und kollegialer Dialog im Rahmen eines Vor-Ort-Besuchs durch die Peers
- Feedback durch einen Bericht
- Interne Nachbereitung mit Erstellung eines Maßnahmenplans und
- Integration in das einrichtungsinterne Qualitätsmanagement nach der Systematik des PDCA-Zyklus

In einem strukturierten Verfahren wird somit das ärztliche bzw. pflegerische Handeln bewertet, Verbesserungspotenziale identifiziert und gemeinsame Qualitätsziele und Lösungsvorschläge erarbeitet. Dieses Vorgehen ist nicht eindimensional und damit lediglich nutzbringend für die Seite der „Besuchten" ausgerichtet, sondern ermöglicht es beiden Seiten, voneinander zu lernen.

Das gegenseitige Lernen stellt somit die wesentliche Wertschöpfung des Peer-Review-Verfahrens dar.

Wesentliche Kriterien eines Peer-Review-Verfahrens sind:

- Dialog auf Augenhöhe mit Kollegen (Peers als Besucher und Besuchte) zum gegenseitigen Nutzen
- Nutzung der beruflichen Erfahrungen der Kolleginnen und Kollegen und des Know-hows der Peers aus bereits durchgeführten Peer Reviews
- Es handelt sich um einen strukturierten Prozess mit vorab vereinbarten Kriterien.
- Die Durchführung findet im Rahmen eines Vor-Ort-Besuches statt, der in den Praxisalltag integriert ist.
- Grundsätze sind: Freiwilligkeit, Vertraulichkeit und selbstbestimmte Festlegung der Inhalte bzw. des Gegenstands, über den sich ausgetauscht werden soll.
- Die Ergebnisse des Peer-Review-Verfahrens haben empfehlenden Charakter, ohne Sanktionierungen.

- Es handelt sich um ein formalisiertes Verfahren mit wertschätzender, offener und eindeutiger Kommunikation zwischen den Peers und den „Besuchten".

Kurz & knapp

Durch die kollegiale Reflexion auf Augenhöhe und nach einem strukturierten Prozess kann neben der Qualitätsverbesserung eine Kultur des gegenseitigen Lernens in der eigenen Praxis etabliert werden.

9 Das Geschäft mit der Qualität

Neben dem ursprünglichen Gedanken, mit der Einführung von Qualitätsmanagementsystemen die Ergebnisqualität der medizinischen Behandlung in den Praxen zu verbessern, wurde dies vor allem als ein neues Feld für allerlei kostenpflichtige Beratungsangebote entdeckt.

Da im medizinischen Bereich von Außenstehenden unermessliche und leicht abgreifbare finanzielle Mittel vermutet werden, schwappte eine QM-Beratungs- und Zertifizierungswelle über die Kliniken und Praxen in Deutschland. Oft wurde in den Beratungsgesprächen nicht erwähnt, dass selbst nach Einführung der QM-Richtlinie durch den gemeinsamen Bundesausschuss weder ein spezielles QM-System oder gar eine Zertifizierung vorgeschrieben wurde. Der GBA schreibt ausdrücklich nur die Einführung einzelner Bestandteile eines Qualitäts- und Risikomanagements vor, die nachgewiesen und stichprobenartig überprüft werden.

Bei den auf dem Markt vorhandenen QM-Systemen wird gleich doppelt verdient:

1. einmal durch die Beratungsleistung beim Aufbau und der Implementierung eines praxisinternen QMS und
2. im zweiten Schritt durch die sich daran anschließende (aber nicht zwingend vorgegebene!) Zertifizierung und die in regelmäßigen Zeitabständen fälligen Re-Zertifizierungen.

Die Spannweite der einzusetzenden finanziellen Mittel ist sehr breit und reicht von 3 000 Euro bis (bei größeren Praxen und sehr aufwändigen QM-Systemen wie der DIN-ISO) 10 000–15 000 Euro für Einführung und Erstzertifizierung.

Auch wurde (meist unterschwellig) vermittelt, dass „preiswertere" Systeme, wie das QEP®-System der KBV keine „richtigen" QM-Systeme seien, bzw. nur ein billiger Abklatsch des einzig wahren DIN-ISO-Systems, bei dessen Nomenklatur selbst akademisch geschulte Mediziner Verständnisschwierigkeiten bekommen – was jedoch ungern zugegeben wird. Aus den Augen verloren geht dabei, dass man einer Praxis kein Qualitätsmanagement überstülpen kann, sondern in Eigenregie ein praxisindividuelles System aufbauen sollte, welches auch im Alltag „gelebt" wird und ohne teure externe Beratung in einen kontinuierlichen Verbesserungsprozess zumindest der Praxisorganisation, Patientensicherheit und -versorgung mündet. In dieser Gemengelage ist es positiv herauszuheben, dass die KBV nach vielen Jahren den Entschluss gefasst hat, keine Zertifizierungen mehr für das QEP®-System anzubieten.

Kurz & knapp

Ein QM-System für die Praxis sollte in Eigenregie entwickelt und betrieben werden.

Um den sozialgesetzlichen Vorgaben im SGB V zu entsprechen, reicht eine Orientierung an den Vorgaben des Gemeinsamen Bundesausschusses.

Eine Zertifizierung ist nicht zwingend vorgesehen.

10 Pay for Performance – Pay for Quality

In allen Bereichen des deutschen Gesundheitswesens wird der Ansatz „Pay for Performance" (P4P) ergänzend oder gar ersetzend zu bestehenden Vergütungssystematiken propagiert.

In einigen Veröffentlichungen wird der Begriff „Performance" auch durch „Quality" ersetzt, so dass „Pay for Quality" (P4Q) als Synonym betrachtet werden kann.

Die Entwicklung hin zum P4P-Vergütungssystem begann bereits mit der Einführung der Managed-Care-Modelle in den 1990er Jahren. Bei Managed Care werden die Einzelleistungsvergütungen durch Kopfpauschalen ersetzt (Capitation-Modelle), was allerdings neben den erwünschten Einsparungen im System zu unerwünschten Qualitätsverlusten in der Versorgung geführt hat. Daraus wurde der P4P-Gedanke abgeleitet, mit dem Ziel einer ergebnisorientierten Qualitätsverbesserung der medizinischen Behandlung bei gleichzeitiger Kostenstabilität bzw. sogar Kostensenkungen.

Das P4P/P4Q-Prinzip beruht auf zwei Säulen:

- **Vergütungszuschläge** werden gewährt **(Bonus)**, wenn messbare Behandlungsziele erreicht oder übertroffen werden (Benchmark) wie Krankenhauseinweisungen, Reduktion der Hb_{A1c}-Werte oder Blutdruckwerte in definierten Zielkorridoren.
- **Abzüge oder Rückforderungen der Vergütung (Malus)** erfolgen, wenn bestimmte Vorgaben oder Behandlungsergebnisse nicht erreicht werden, wie Laborparameter (Hb_{A1c}) oder Vitalparameter (mmHg) außerhalb der Zielwerte, dem Auftreten von Harnwegsinfektionen oder Pneumonien über einem bestimmten Durchschnittswert oder auch das Auftreten von Druckulcera bei bettlägerigen Patienten.

Das P4P-Konzept muss unter Berücksichtigung der derzeitigen Vergütungssysteme betrachtet werden, die alle ihre Vor- und Nachteile haben.

Die grundsätzlichen Vergütungsmodelle sind:

- Einzelleistungsvergütung (FFS, Fee for Service),
- Capitation (Kopfpauschalen),
- diagnosebezogene Fallpauschalen (DRG)
- sowie Komplexpauschalen (Bundled Payment).

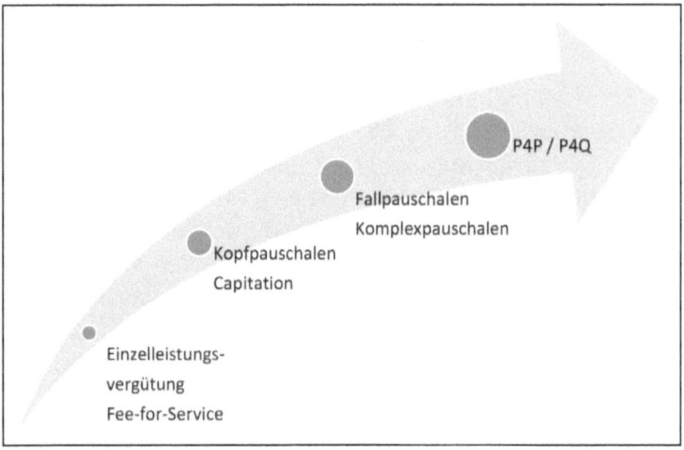

Abb. 14: Vergütungssysteme im medizinischen Bereich

10.1 Vergütungssystem für Praxen

In der vertragsärztlichen Versorgung ist das Vergütungssystem durch eine konsequente Budgetierung (Praxisbudgets, Regelleistungsvolumen, Fachgruppendurchschnitte, Fallzahlbegrenzungen usw.) und im einheitlichen Bewertungsmaßstab (EBM) als Mischsystem von Einzelleistungsvergütungen und Komplexpauschalen charakterisiert.

Die derzeitige Vergütungsstruktur ist im Praxisbereich der sog. „Fee for Service", d. h. die Bezahlung der erbrachten medizinischen Leistungen erfolgt entsprechend eines definierten Leistungskataloges, entsprechend den Gebührenordnungspositionen (GOP) im Einheitlichen Bewertungsmaßstab. Dies führt in den Praxen potenziell zu einer „Flucht in die Menge", die allerdings durch die Budgetierung begrenzt wird, so dass nach Ausschöpfung des budgetierten Leistungsvolumens nur eine Leistungssteigerung im Bereich der „freien Leistungen", also nicht budgetierter Honoraranteile, honorarsteigernd wirkt.

Die Alternative hierzu ist aus betriebswirtschaftlicher Sicht ein Stopp der Leistungserbringung nach Ausschöpfen des praxisindividuellen Regelleistungsvolumens durch temporäre Praxisschließungen (z. B. für den Rest des laufenden Quartals), um nicht-honorarwirksame Leistungserbringung zu vermeiden.

In den Krankenhäusern erfolgt die Fallzahlsteigerung in besonders lukrativen DRGs (z. B. Koronarangiographie, Knie- und Hüft-Gelenkersatz und Operationen an der Wirbelsäule), wobei auch die Krankenhaus-Betreiber Mindermengenzuschläge bzw. Mehrleistungsabschläge realisieren müssen und andererseits durch Mindestmengenvorgaben im Vergütungsanspruch begrenzt werden.

10.2 Qualitätsförderung als Aufgabe der KVen

Die Qualitätsförderung ist Aufgabe der 17 Kassenärztlichen Vereinigungen, die auch mit einzelnen Krankenkassen P4P/P4Q-Verträge abschließen können[1].

Pay for Performance/Pay for Quality (auch P4P, P4Q) bedeutet, die Vergütung (oder Teile davon) an messbare Behandlungsergebnisse zu koppeln und kann damit als „qualitätsbezogene Vergütung" definiert werden. Damit ist P4Q die Erweiterung des Qualitätsgedankens auf Behandlungsergebnisse.

---

1 Sektorenübergreifendes Pay for Performance in Deutschland – Möglichkeiten und Grenzen, Studienabschlussarbeit im Rahmen der wirtschaftswissenschaftlichen Zusatzausbildung für Juristen, Elena Schlüchtermann, 2016

Die P4Q-Vergütung soll die Problematik: „Quantität oder Qualität in der medizinischen Versorgung?" in Richtung eines verbesserten Behandlungsergebnisses (Outcome) auflösen.

Wie schon im Kapitel 3 „Qualitätsmessung" beschrieben, haben drei wesentliche Qualitätsdimensionen Einfluss auf das Behandlungsergebnis:

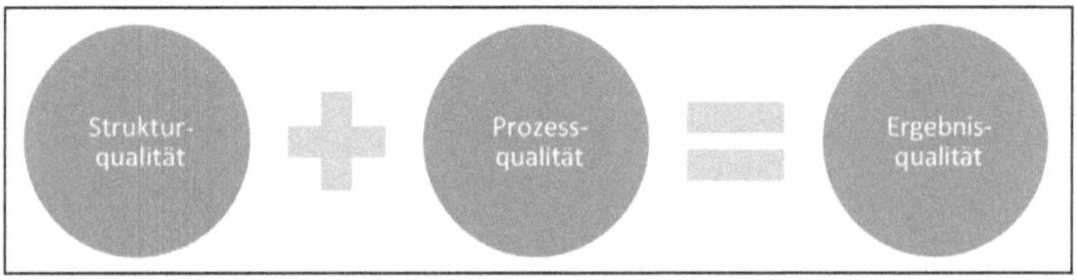

Abb. 15: Zusammenhänge zwischen den Qualitätsdimensionen

Während Struktur- und Prozessqualitäten relativ einfach nachweisbar und damit bewertbar sind, ist die Behandlungsqualität, also das Ergebnis medizinischer Interventionen, eher schwierig messbar. So bedarf es zur Bewertung der Behandlungsqualität konsentierter und nachvollziehbarer Indikatoren oder Surrogatparameter, wie

- überprüftes medizinisches Vorgehen nach sogenannten **„best practices"**, wie Leitlinien[1]- und Richtlinien
- Ergebnisse zu Befragungen zur **Patientenzufriedenheit**
- konkrete und **messbare Behandlungsergebnisse**, wie Laborwerte im therapeutischen Zielkorridor für Blutzuckerwerte bei Diabetikern oder Blutdruckwerte (< 140/90 mmHg) bei Hypertonikern (im englischen Sprachraum wird hierfür der Begriff „value based care" verwendet)
- In einigen Veröffentlichungen wird auch die **Indikationsqualität**[2] mit einbezogen, die wiederum charakterisiert wird als Abwägung von Patientennutzen vs. Behand-

[1] www.awmf.org/leitlinien.html

[2] Qualitätsmessung: Angemessenheit der Indikationsstellung, 3. Berliner Forum der AWMF „Gemeinsam klug entscheiden – Initiative der AWMF und ihrer Fachgesellschaften", Berlin 15. Oktober 2015, Dr. Regina Klakow-Franck, M. A. Unparteiisches Mitglied GBA

lungsrisiken. Darunter zusammengefasst werden die Nutzung der evidenzbasierten Medizin, die Einhaltung der ärztlichen Ethik (primum nil nocere), die Einführung von Zweitmeinungsverfahren und die Berücksichtigung der Patientenpräferenzen im Rahmen einer partizipativen Entscheidungsfindung.

Derzeit werden folgende Ansätze für P4P verfolgt:

- Überprüfung von Prozessen:
  regelhafte ASS-Gabe bei Herzinfarkt, Raucherentwöhnung
- Behandlungsergebnisse:
  stabile Labortests bei Diabetikern (allerdings müssen diese Outcomes auch durch die Behandlung beeinflussbar sein und nicht verfälscht durch soziale oder klinische Einflüsse)
- Patientenzufriedenheit:
  Kommunikation mit Ärzten und Praxispersonal, Sauberkeit der Räumlichkeiten, Essensversorgung, Patient Reported Outcomes
- Strukturqualität:
  Einrichtungen, Qualifikationen des Personals und die technische Ausstattung sowie Datenaustausch und vorhandene IT-Infrastruktur.

Für die Praxen erfolgt die Vergütung der gesetzlich krankenversicherten Patienten in Deutschland nach dem einheitlichen Bewertungsmaßstab (EBM). Im EBM sind obligate (= zwingend zu erbringende) und fakultative Leistungsinhalte aufgeführt.

Die einzelnen Gebührenordnungspositionen (GOP) sind nur dann abrechenbar, wenn der entsprechende obligate Leistungsinhalt vollständig erbracht wurde.

Für die fakultativen Leistungsinhalte ist keine zusätzliche Vergütung vorgesehen.

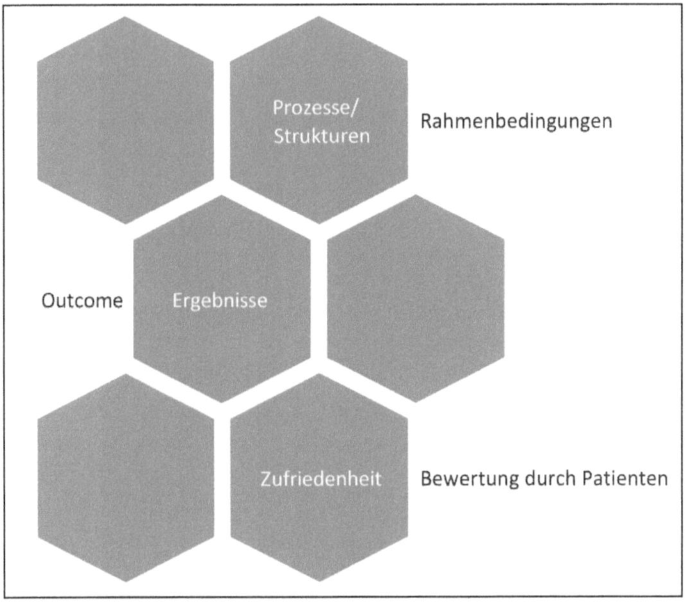

Abb. 16: P4P-Ansätze

10.3 Erfahrungen mit P4P in anderen Gesundheitssystemen – value based care

Im amerikanischen und britischen Gesundheitswesen ist der P4P-Ansatz seit Jahren etabliert, allerdings aufgrund einer intensiven wissenschaftlichen Begleitforschung auch nicht unumstritten. Wird beispielsweise eine reduzierte Grundvergütung geleistet und die dadurch erwirtschafteten Ersparnisse genutzt, um besondere Leistungen in den Bereichen Prozess, Qualität oder Effizienz zu vergüten (Excellence), handelt es sich um einen **Umverteilungsmechanismus** mit Fondsbildung. Die finanziellen Mittel des Fonds stehen dann als Zusatzvergütungen zur Verfügung. Dies soll eine Kostenneutralität innerhalb des Systems bei gleichzeitigem Anreiz zur Qualitätsverbesserung für die Leistungserbringer garantieren.

Die finanzielle „Bestrafung" für schlechte Qualität wird ermöglicht, indem Abzüge (z. B. von bis zu 3 %) bei Nichterfüllen bestimmter Kriterien oder unterdurchschnittlichen Behandlungsergebnissen in der Vergütung realisiert werden. Mit diesem „value based care"-Ansatz soll eine Reduktion schlechter Behandlungsergebnisse erreicht werden.

P4P in der Arztpraxis (Großbritannien)

Als Beispiel für ein etabliertes P4P-Programm in der ambulanten Versorgung kann das Quality and Outcomes Framework (QOF) des NHS in Großbritannien[1] angeführt werden. Dieses im Jahr 2004 eingeführte Programm soll die hausärztliche Qualität durch finanzielle Anreize verbessern. Dafür wurden 150 Qualitätsindikatoren für bestimmte Erkrankungsgruppen (vornehmlich chronische Erkrankungen wie Asthma, COPD, KHK) und Präventionsleistungen sowie Patientenzufriedenheit und Praxismanagement festgelegt.

Trotz Freiwilligkeit für die Teilnahme sind fast alle (99,8 %) der britischen GP (General Practitioner = Hausarzt)-Praxen im QOF-Programm eingeschrieben und erwirtschaften damit durchschnittlich 25 % ihres Gesamthonorars.

P4P im Krankenhaus

Durch den P4P-Ansatz im Krankenhaus können bestimmte Indikatoren des stationären Sektors, wie Wiederaufnahmen, Krankenhausinfektionsraten, sturzbedingte Oberschenkelfrakturen oder Druckgeschwüre, (zentrale) Kathederinfektionen, Harnwegsinfektionen, chirurgische Wundinfektionen, MRSA-bedingte Infektionen, *C.-difficile*-Infektionen sowie bei besonderen Prozeduren bei Herzinfarkt, Herzinsuffizienz, Pneumonie, COPD, Hüft- oder Kniegelenksersatz und Bypass-OPs über ein **Bonus- oder Malussystem** in der Vergütung berücksichtigt werden.

---

[1] digital.nhs.uk/data-and-information/data-tools-and-services/data-services/general-practice-data-hub/quality-outcomes-framework-qof

Erweitert werden kann dies auch auf die Qualifikation des eingesetzten Pflegepersonals.

Wesentliche Voraussetzung für P4P: Digitalisierung. Die Datenerhebung für das Quality and Outcomes Framework wurde erst durch die Einführung einer elektronischen Patientenakte ermöglicht. Ohne eine solche Digitalisierung wäre das Datenmanagement in einer derartigen Komplexität undenkbar.

! Da in Deutschland noch keine tatsächlich sektorenübergreifend nutzbare elektronische Patientenakte verfügbar ist und auch die Organisations- und Finanzierungsstruktur grundlegend vom System in Großbritannien abweicht, sind die dortigen Erfahrungen mit P4P nur schwer auf das deutsche Gesundheitssystem übertragbar.

10.4 P4P in Deutschland

Es stellt sich die grundsätzliche Frage, ob P4P-Programme aus anders organisierten und finanzierten Gesundheitssystemen wie den USA oder Großbritannien auf das streng in Sektoren gegliederte System in Deutschland übertragbar sind.

Bereits 2012 wurde in einem Gutachten des BQS Instituts für Qualität & Patientensicherheit (BQS) für das Bundesgesundheitsministerium[1] eine kritische Bestandsaufnahme des P4P-Ansatzes im deutschen Gesundheitswesen gemacht. Dabei wurde auch auf die Möglichkeiten im Rahmen der Kollektiv- und Selektivvertragsstrukturen eingegangen und darauf hingewiesen, dass in vielen Bereichen der medizinischen Versorgung keine operationalisierten Qualitätsindikatoren zur Verfügung stehen.

---

[1] Ch. Veit, D. Hertle, S. Bungard, A. Trümner, V. Ganske, B. Meyer-Hofmann: Pay-for-Performance im Gesundheitswesen. Sachstandsbericht zu Evidenz und Realisierung sowie Darlegung der Grundlagen für eine künftige Weiterentwicklung. Ein Gutachten im Auftrag des Bundesministeriums für Gesundheit, 2012

Als die 5 wesentlichen Steuerungsziele bei P4P werden im BQS-Gutachten benannt:

- das Versorgungsmonitoring (Übersicht über das Versorgungsgeschehen)
- die Korrektur von Versorgungsmängeln
- eine gezielte Entwicklung der Versorgung
- die Förderung exzellenter Versorgungsqualität
- und eine effizienzorientierte Versorgungssteuerung

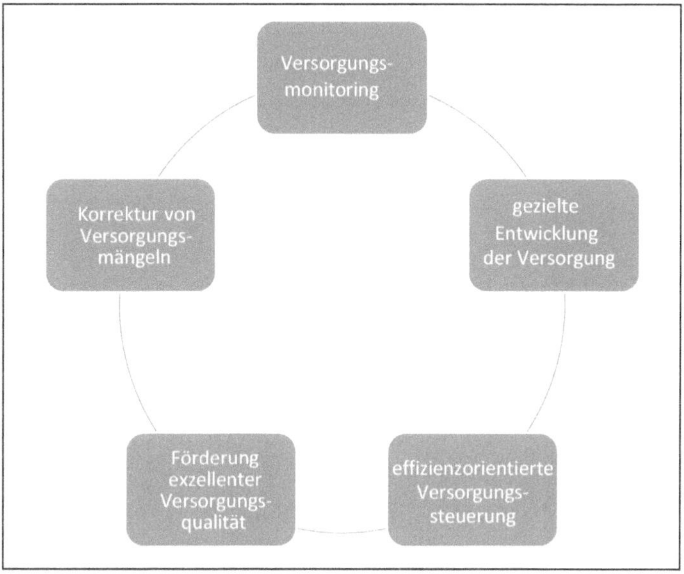

Abb. 17: Die fünf wesentlichen Steuerungsziele bei P4P

„Da sehr viele Qualitätsprobleme bereits auf Feedback, Edukation und Public Reporting ansprechen, sollte das aufwändigere P4P-Instrument erst dann gewählt werden, wenn die Möglichkeiten der anderen Instrumente ausgeschöpft sind."[1]

In Deutschland wurde für die ambulante Versorgung im Rahmen des Projektes „AQUIK® – Ambulante Qualitätsindikatoren

[1] Zitat: BQS-Gutachten, Pay for Performance im Gesundheitswesen 2012, S. A 10 / 51

und Kennzahlen" gemeinsam mit der Kassenärztlichen Bundesvereinigung (KBV) ein Starter-Set für ambulante Qualitätsindikatoren entwickelt[1].

Als Projektziele wurden durch die KBV angegeben:

- Erprobung und Etablierung eines ersten validen und transparenten Satzes von Qualitätsindikatoren und Kennzahlen für die vertragsärztliche Versorgung
- Erweiterung des Portfolios der Qualitätsinstrumente der KBV stärker in Richtung Messung von Versorgungsoutcomes (Ergebnisqualität)
- Prüfen der Einsatzmöglichkeiten von Qualitätsindikatoren zur Qualitätsförderung und -darstellung sowie zur Vergütungskoppelung
- Expertise der KBV/KVen in der systematischen Entwicklung, Anwendung und Nutzung von Qualitätsindikatoren im System der vertragsärztlichen Versorgung[2]

Indikatoren für die ambulante Versorgungsqualität stehen durch AQUIK® seitdem zur Verfügung für:

- Aufmerksamkeitsdefizit-/Hyperaktivitätsstörung (AHDS)
- AIDS/HIV
- Arterielle Hypertonie
- Arthrose
- Arzneimittelsicherheit
- Demenz
- Depression
- Epilepsie
- Gynäkologie
- Harninkontinenz
- Herzinsuffizienz
- Impfen
- Kreuzschmerz
- Praxismanagement

---

1 www.kbv.de/media/sp/Aquik_projektbericht.pdf
2 Zitat aus dem Aquik-Projektbericht S.7

- Presbyakusis (Altersschwerhörigkeit)
- Querschnittsthemen (Blutdruckmessung, Raucherstatus, Tabakentwöhnung. Übergewicht)
- Rheumatoide Arthritis
- Vorhofflimmern

Eine Umsetzung in Deutschland haben diese Indikatoren als ergänzende Vergütungsbestandteile zum bestehenden Kollektivvertragssystem bei verschiedenen **Disease Management Programmen (DMP)** als **strukturierte Behandlungsprogramme** insbesondere für chronisch kranke Menschen erfahren.

Aktuell werden folgende DMP bei der KBV[1] aufgeführt:

- Diabetes mellitus Typ 2
- Brustkrebs
- Koronare Herzkrankheit (KHK)
- Diabetes mellitus Typ 1
- Asthma bronchiale
- Chronisch obstruktive Lungenerkrankung (COPD)

Die gesetzliche Grundlage für die strukturierten Behandlungsprogramme sind im SGB V in den §§ 137 f und g hinterlegt. 2012 regelt der Gemeinsame Bundesausschuss (GBA) mittels erlassener Richtlinien die Festlegung der Diagnosen ebenso wie die Inhalte und die regelmäßige Überprüfung und Aktualisierung der DMP.

DMP-Leistungen werden extrabudgetär und besser vergütet als die Maßnahmen der sog. Regelversorgung im Rahmen des EBM-Kataloges. Voraussetzung ist allerdings eine gesonderte Dokumentation zum Leistungsnachweis.

Nicht übersehen werden darf in diesem Zusammenhang jedoch, dass bereits heute etwa 40 % aller im EBM aufgeführten Leistungen unter Erlaubnisvorbehalt stehen, d. h. eine Vergütung erfolgt nur nach vorheriger Genehmigung durch die KV,

1 www.kbv.de/html/dmp.php

die wiederum von definierten (Struktur-)Qualitätskriterien abhängt. Dies gilt u. a. für das Koloskopie-Screening, die Dialyse und das ambulante Operieren.

Außerdem bestehen Sondervereinbarungen für Schmerztherapie, die Versorgung von HIV/AIDS-Erkrankten und die Onkologievereinbarung oder auch für Leistungen im Rahmen der QZV (**Q**ualifikationsbedingte **Z**usatz**v**olumina) der einzelnen Fachgruppen.

Ansätze für P4P im deutschen Selektivvertragssystem:

Beispiel 1:
Selektivvertrag BKK-Kinderwunsch mit dem Berufsverband für Reproduktionsmedizin:
Die Vertragsarbeitsgemeinschaft der Betriebskrankenkassen in Bayern (BKK VAG) hat mit dem bayerischen Berufsverband für Reproduktionsmedizin (BRB e.V.) den Vertrag BKK Kinderwunsch geschlossen. Die durchschnittlichen Kosten für den Versuch einer künstlichen Befruchtung liegen bei 1 000 €. Die BKK zahlt für den Versuch pauschal 720 €. Tritt eine Schwangerschaft ein, so werden 2 159 € als Bonus vergütet.

Beispiel 2:
Selektivvertrag der Techniker Krankenkasse (TK) mit der Deutschen Gesellschaft für Schmerztherapie (DGS): Bereits 2004 schlossen die Techniker Krankenkasse (TK) und die Deutsche Gesellschaft für Schmerztherapie (DGS) einen Vertrag zur Integrierten Versorgung für die intensivierte Behandlung von Schmerzpatienten nach definierten Qualitätsstandards in Schmerzkliniken. Sind die Patienten nach 4 Wochen wieder arbeitsfähig und hält diese Arbeitsfähigkeit für weitere 6 Wochen an, so erhalten die Behandler einen Bonus von 10 %. Ist allerdings das Therapieziel nach 8 Wochen Behandlung nicht erreicht, wird ein Malus von 5 % berechnet.

Beispiel 3:
Populationsbezogener Vertrag der AOK Baden-Württemberg mit der Gesundes Kinzigtal GmbH:

Eines der häufig zitierten P4P-Programme ist das zwischen der AOK Baden-Württemberg und der Gesundes Kinzigtal GmbH 2006 geschlossene Modell zur integrierten Versorgung. Hier wurde eine populationsbezogene integrierte Versorgung etabliert, die Programme zur Gesundheitsförderung und zur Kooperation der Leistungserbringer mit einem Shared-Savings-Vertrag kombiniert. Shared Savings bedeutet, dass ein gewisser Anteil der eingesparten (prognostizierten) Ausgaben den Leistungserbringern wieder zugutekommt. Evaluiert wurde das Gesundes-Kinzigtal-Programm anhand einer Beobachtungsstudie[1], bei der das Gesunde Kinzigtal mit 13 strukturell vergleichbaren Kontrollregionen anhand eines auf Routinedaten beruhenden Indikatorensets (101 Indikatoren) verglichen wurde.

Fazit: Es konnte keine Verbesserung der Versorgungsqualität nachgewiesen werden.

Auffällig dagegen waren die für die AOK entstandenen hohen Transaktionskosten im Verhältnis zu den erbrachten Versorgungsleistungen[2]. Ebenso hatten sich nur 8 000 der in der Versorgungsregion lebenden 33 000 AOK-Versicherten in das Programm eingeschrieben.

10.5 Kritik am P4P-Vergütungssystem

Einige Faktoren und Behandlungsergebnisse entziehen sich der direkten Einwirkung durch die Behandler:

- So weisen Menschen mit ungünstigem soziokulturellem Hintergrund und geringerem Einkommen schlechtere Behandlungsergebnisse unabhängig von der Qualität der medizinischen Versorgung auf (vermutlich aufgrund des Beharrens in ungesunden Verhaltensweisen oder gesundheitsschädlichen Lebensstilen). Diese Gefahr wurde in Be-

1 Deutsches Ärzteblatt, Jg. 118; Heft 27–28, 12. Juli 2021

2 www.aerztezeitung.de/Nachrichten/Gesundes-Kinzigtal-Bisheriges-Vertragsmodell-ist-fuer-die-AOK-tot-420308.html

zug auf die Einführung von P4P in Deutschland bereits im Sachverständigengutachten 2007[1] benannt.

- Je nach Finanzierungssystem kann es zu einer unerwünschten Risikoselektion durch die Behandler kommen, um gute Werte in der Ergebnisqualität zu erreichen, da die Motivation der Behandler durch in ihre Therapiefreiheit eingreifende Vorgaben sinkt, und das System wird durch Risikoselektion zum eigenen Vorteil ausgenutzt, indem beispielsweise Menschen mit entsprechendem soziokulturellem Hintergrund oder mit Sprachbarrieren nicht behandelt bzw. bei der Terminvergabe nicht berücksichtigt werden.
- Auch der finanzielle und organisatorische Aufwand für die Messung der Behandlungsergebnisse ist hoch und setzt einen hohen technischen Stand im Bereich der Digitalisierung und einen intensiven Datenaustausch zwischen Leistungserbringern und Kostenträgern voraus.
- Es fehlen selbst in den USA einheitlichen Kriterien für die Ergebnisindikatoren.
- Die Bewertung wird zusätzlich dann erschwert, wenn mehrere Behandler am Prozess beteiligt sind und eine Zuordnung der Teilleistungen auf das Behandlungsergebnis nicht mehr möglich ist.
- Auch der Betrachtungszeitraum ist entscheidend, da einige Behandlungsergebnisse erst nach längerer Zeit und die Nachhaltigkeit der ergriffenen Maßnahmen sowie die langfristigen Auswirkungen auf die individuelle Gesundheit und die Folgebelastungen des Gesundheitssystems nur über einen langen Zeitraum (Monate – Jahre) retrospektiv erfassbar sind.

Gerade vulnerable Patientengruppen, d. h. Patienten mit niedrigen Einkommen, ethnischen Minderheiten entstammend oder mit multiplen chronischen Erkrankungen, könnten durch P4P/P4Q benachteiligt werden.

[1] SACHVERSTÄNDIGENRAT zur Begutachtung der Entwicklung im Gesundheitswesen, Kooperation und Verantwortung, Voraussetzungen einer zielorientierten Gesundheitsversorgung, Gutachten 2007

Aus den bisherigen Erfahrungen können jedoch einige grundsätzliche Voraussetzungen definiert werden, wenn P4P-Modelle genutzt werden sollen:

Die Messgrößen müssen standardisiert, die Datengrundlagen geklärt und die Eingruppierungen definiert werden. Dies bedeutet, dass es eines iterativen Prozesses aus Entwicklung, Einführung, Umsetzung, Überprüfung, Evaluation, Anpassung und schließlich erneuter Bereitstellung der angepassten Kriterien bedarf.

„When developing and iterating reward/penalty programs, healthcare leaders must strongly emphasize strategies that address the social determinants of health and they must introduce health equity measures to produce fair provider comparisons. Furthermore, they need to reward clinicians and hospitals who perform well among socioeconomically disadvantaged patient populations to offset the additional financial risk associated with caring for these groups.

By taking the long view, deploying an iterative approach, applying guiding principles, and accommodating social equity factors, healthcare leaders and payers can potentially create P4P programs that promote quality, positive outcomes, and more satisfied patients all while reducing costs."[1]

Eine höhere Behandlungsintensität ist nicht zwingend mit einer besseren Versorgung oder einem verbesserten Behandlungsergebnis verbunden, sondern kann sogar die Patienten schädigen (Bsp.: Überdiagnostik).

In der Evaluation der P4P-Programme traten besondere Problemkonstellationen auf, wie beispielsweise die unerwartete Angleichung an erhöhte Standards durch die jeweiligen Kontrollgruppen.

---

1 NEJM Catalyst, March 1, 2018: What Is Pay for Performance in Healthcare?

Teilweise gab es auch keine messbaren Unterschiede in den Endpunkten (z. B. 30-Tage-Mortalität kardialer Erkrankungen) zwischen Untersuchungs- und Kontrollgruppen.

Als Erklärungsversuche wurden eventuell wirksame Effekte durch die Veröffentlichung von Qualitätsberichten, welche zur Einführung von Verbesserungen geführt haben, angenommen oder auch die Frage nach dem richtigen Design der P4P-Programme, z. B. ob die Anreizhöhe ausreichend war, um Verhaltensänderungen zu initiieren.

Möglicherweise kam es auch zu von der P4P unabhängigen Qualitätsverbesserungen in den betrachteten Gesundheitssystemen.

Kurz & knapp

P4P/P4Q soll ohne Kostensteigerungen zu einer qualitativen Verbesserung der medizinischen Behandlung führen. Um dies messbar zu machen, werden valide Ergebnisindikatoren benötigt, die in einem iterativen Prozess gemeinsam mit den Leistungserbringern entwickelt, eingeführt, umgesetzt, regelmäßig überprüft, evaluiert, angepasst und schließlich erneut bereitgestellt werden müssen.

Die Messung der medizinischen Ergebnisqualität ist extrem komplex und bedarf einer leistungsfähigen, sektorenübergreifenden IT-Infrastruktur, die Behandlungsdaten und -ergebnisse erfassbar, bewertbar und vergleichbar macht.

In der vertragsärztlichen Versorgung sind einige P4P/P4Q-Ansätze vorhanden, wie Disease-Management-Programme (DMP) auf der kollektivvertraglichen Ebene (KV) oder auch selektivvertragliche Lösungen zwischen Krankenkassen und einzelnen Leistungserbringer-Gruppen.

Da die Behandlungsqualität schwer messbar ist, muss auf Surrogatparameter als Indikatoren wie Struktur- und Prozessqualität, die Indikationsqualität und die Beurteilung durch die Patienten ausgewichen werden.

Grundsätzlich stellt sich aus den Beobachtungen in anderen Ländern auch die Frage, ob die gewünschten Effekte nicht auch über andere Herangehensweisen erreicht werden können.

11 QM-Software

Es existiert eine breite Auswahl an Softwareprodukten zur Unterstützung des praxisinternen Qualitätsmanagements.

Die folgende Auflistung entspringt einer Internetrecherche und hat keinen empfehlenden Charakter sowie keinen Anspruch auf Vollständigkeit:

- eQMS – Elektronisches Qualitätsmanagement-Handbuch
- InnovaPrax – QM-Tool
- roXtra – Dokumentenlenkung, Prozessmanagement Vertragsmanagement und Risikomanagement
- vismed – QM-Software für Praxen, Zahnarztpraxen oder Dentallabore
- QM-Assist – Softwarelösungen für die Sozialwirtschaft
- myneva.iQM – Software-Tool für QM im Gesundheits- und Sozialwesen
- mindmaxx – MedQM-ProfiTool
- QMi – online Software
- BITqms – QM Software im Gesundheitswesen

Vor der Entscheidung für ein spezielles Produkt sollte geklärt sein, welcher Leistungsumfang durch das Programm abgedeckt werden soll.

Beispiele:

- digitales Dokumentationsmanagement (inkl. Steuerung der Dokumentenlenkung und Verteilung an die Mitarbeiter inkl. Lesebestätigungen)
- Risikomanagement
- Audits (inkl. Risikoaudits oder interner Audits zur Vorbereitung der Zertifizierung und Überwachung der Abläufe)
- Hygienemanagement
- Maßnahmenmanagement (im PDCA-Zyklus)
- Patientenbefragungen

- Checklisten für den OP
- CIRS-Meldungen

PRAXIS-TIPP

Ein elektronisches QM-Handbuch kann auch mit Standard-Bürosoftwareprodukten wie MS Word® oder MS Excel® bzw. der entsprechenden Freeware erstellt werden.

Auch sind für die bereits eingesetzten Praxisverwaltungsprogramme meist QM-Zusatzmodule erhältlich, wie beispielsweise x-qm von medatixx. Das macht eine Einarbeitung in ein neues Programm für alle Beteiligten entbehrlich.

Auch haben einige Social Intranet Software-Produkte (wie z. B. medikit) QM-Module integriert.

1 medikit (Produkt der hotelkit GmbH)

12 Risikomanagement – Fehlermanagement in der Arztpraxis

Anfang der 2000er Jahre machte das Buch „To Err is Human: Building a Safer Health System“ Furore[1].

In dieser Veröffentlichung wurde attestiert, dass das Problem der medizinischen Fehlbehandlungen nicht daran liegt, dass „schlechte Menschen“ im Gesundheitssystem arbeiten, sondern dass gute Leute in „schlechten Systemen“ arbeiten, die sicherer gemacht werden müssen.

Und es lohnt sich durchaus, den Blick in andere Hochrisikobereiche wie die Luftfahrt oder die Kerntechnik zu werfen, um die dort praktizierten Maßnahmen zur Erhöhung der Sicherheit und Verminderung der Risiken auf Umsetzbarkeit im eignen Wirkungsbereich zu überprüfen. In der Luftfahrt wird intensiv mit Checklisten eine festgelegte Abfrage von sicherheitsrelevanten Prüfpunkten durchgeführt. Sämtliche Prozesse sind standardisiert und dem jeweiligen Team bekannt. Die Standard Operating Procedures (SOP) umfassen nicht nur die Prozesse und Abläufe, sondern auch eine Standardisierung der Arbeitsumgebung. Das bedeutet, die notwendigen Materialien und Geräte liegen an einem bestimmten Platz.

Zusätzlich wird mit einem „Berichtssystem über kritische Ereignisse“ (CIRS) über kritische Ereignisse (critical incidents) und Beinahe-Schäden (near misses) berichtet. Diese Informationen wiederum sind die Grundlage für Verbesserungsmaßnahmen, welche die Sicherheit für die einzelnen Prozesse und die gesamte Organisation erhöhen.

Primum nihil nocere – dieser Ansatz des „Zuerst einmal nicht schaden“ ist schon im Hippokratischen Eid hinterlegt.

---

[1] Linda T. Kohn, Janet M. Corrigan, Molla S. Donaldson (eds.). To Err is Human: Building a Safer Health System. Institute of Medicine (US) Committee on Quality of Health Care in America;. Washington (DC): National Academies Press (US); 2000

Allerdings machen wir auch im medizinischen Alltag immer wieder Fehler. Aber nicht jeder Fehler führt unmittelbar zu einer Schädigung der sich uns anvertrauenden Patienten oder unserer Mitarbeiter. Manche Fehler werden erkannt und können korrigiert werden, andere führen zu unerwünschten Ereignissen.

Nach dem „Schweizer Käse-Modell" wird davon ausgegangen, dass unerwünschte Ereignisse dann entstehen können, wenn die dazwischenliegenden Sicherheitsbarrieren versagen. Es geht hierbei nicht um das Thema Behandlungsfehler, sondern um die Betrachtung der kleinen Fehler, deren Aneinanderreihung zu einer risikobehafteten Konstellation mit einer möglicherweise daraus resultierenden gesundheitlichen Schädigung der Patienten oder Mitarbeiter führen kann.

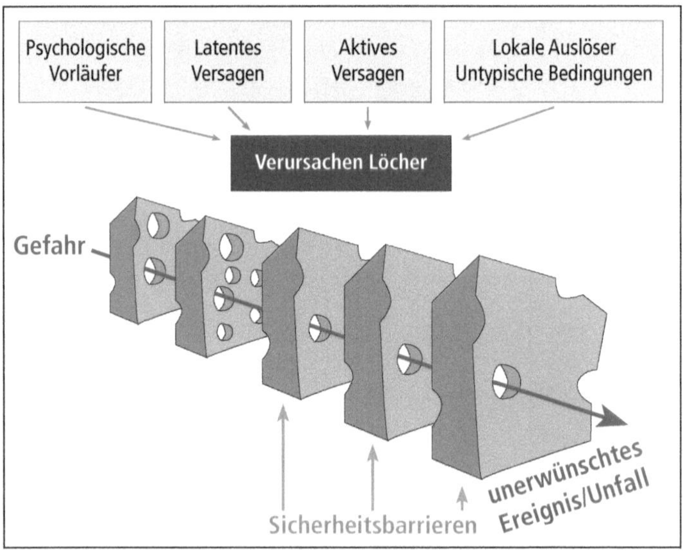

Abb. 18: Swiss Cheese Model of System Accidents (nach Reason)

Was ist überhaupt ein Fehler?

Als Fehler werden unerwünschte Ereignisse (UE) bezeichnet. Diese können vermeidbar sein – dann werden diese als vermeidbare unerwünschte Ereignisse klassifiziert (VUE). Solche unerwünschten Ereignisse können zu Schäden führen, also ein (Gesundheits-)Risiko für die Patienten beinhalten. Dies begründet den engen inhaltlichen Zusammenhang zwischen Fehler- und Risikomanagement.

Wie häufig sind Fehler in der Praxis?

Es gibt Statistiken[1] aus anderen Medizinsystemen, nach denen in der ambulanten Versorgung 5–80 Schädigungen/Beinahe-Schäden pro 100 000 Konsultationen auftreten.

Eine australische Studie[2], bei der 86 repräsentativ ausgewählte Allgemeinmediziner 12 Monate kritische Ereignisse in ihren Praxen berichteten, kam auf ca. zwei Ereignisse pro 1 000 behandelte Patienten pro Jahr.

Es ist natürlich fraglich, ob diese Daten aus anderen Gesundheitssystemen ohne weiteres auf die doch deutlich anderen Strukturen und Verhältnisse der ambulanten Versorgung in Deutschland übertragen werden können.

Medikationsfehler

Bei einer Patientenbefragung über unerwünschte Ereignisse im Zusammenhang mit der Medikation[3] wurde von 25 % der Patienten ein unerwünschtes Ereignis angegeben, von denen 11 % als vermeidbar eingestuft wurden.

---

1 Sandars J, Esmail A: The frequency and nature of medical error in primary care: understanding the diversity across studies. Fam Practice 2003; 20: 231–236. MEDLINE

2 Makeham MA, Kidd MR, Saltman DC, et al. (2006). The Threats to Australian Patient Safety (TAPS) study: incidence of reported errors in general practice. Med J Aust185(2): 95-98

3 Gandhi TK, Weingart SN, Borus J, et al. (2003). Adverse drug events in ambulatory care. N Engl J Med 348(16): 1556–1564

Bereits im Jahr 2011 wiesen die Autoren eines Artikels im Deutschen Ärzteblatt auf die Verwechslungsgefahr ähnlich klingender („Sound alike") oder ähnlich aussehender Medikamente („Look alike") (zusammengesetzt: LASA) als häufige Fehlerquelle in der Pharmakotherapie hin[1].

Ursachen Sound alike:

- Nutzung von Handelsnahmen anstatt der generischen Medikamentenbezeichnung
- Präventiv wird die Nutzung von generischem und Handelsnamen empfohlen, um derartige Verwechslungen auszuschließen.

Ursache für Look alike:

- unübersichtliche Verpackung
- unklare/unleserliche Beschriftung (z. B. bei aufgezogenen Spritzen)
- „performance deficit": Handlungs- und Zeitdruck, die zu Fehlern führen
- „confirmation bias": verzerrte Wahrnehmung – man meint zu sehen, was man erwartet

12.1 Der konstruktive Umgang mit Fehlern

Fehler passieren jedem und immer wieder. Grundsätzlich ist es zu vermeiden, Fehler zu personalisieren, d. h. zu fragen: „Wer hat den Fehler gemacht?", sondern die Ursachen eines Fehlers aufzudecken: „Warum ist der Fehler aufgetreten?"

Fehler können unterschiedliche Ursachen haben: Von persönlichen Gründen (Unaufmerksamkeit, Inkompetenz, Schlamperei) bis zu organisatorischen Dingen (Unklarheit über Zuständigkeiten oder ungenügende Kommunikation).

Lernen bedeutet natürlich auch, Fehler zu machen und Irrtümer zu begehen. Wenn die Praxis als lernendes System be-

---

[1] Deutsches Ärzteblatt | Jg. 108 | Heft 36 | 9. September 2011 A 1850

trachtet wird, ist niemand vor Fehlern und Irrtümern gefeit. Aus Fehlern und Irrtümern zu lernen ist unangenehm, aber es führt dazu, dass Menschen eine Sache nachher besser verstehen und etwas Falsches nicht mehr tun.

Daher bietet es sich auch in der Praxis an, Fehler wahrzunehmen, diese zu analysieren, um daraus etwas Positives zu gestalten und Optimierungen zu erreichen. Das umschreibt die Entwicklung einer Fehlerkultur.

Aus Fehlern zu lernen setzt einerseits einen angstfreien Umgang miteinander voraus, der es auch ermöglicht, Fehler zuzugeben, und andererseits durch entsprechende Maßnahmen dazu führt, zukünftige Fehler zu vermeiden. So passieren Fehler idealerweise nur einmal.

Die Einflussfaktoren auf ein fehlerhaftes Vorgehen können dann transparent gemacht und abgestellt werden. Das ist dann ein konstruktiver Umgang mit Fehlern.

Der Begriff Fehlerkultur bezeichnet die Art und Weise, wie mit Fehlern, Fehlerrisiken und Fehlerfolgen umgegangen wird. Erreicht werden kann damit eine generelle Verbesserung der organisationalen Wissensbasis ebenso wie eine Stärkung der kollektiven Problemlösungs- und Handlungskompetenz im sozialen System der Arztpraxis.

In einer sehr guten Übersichtsarbeit des Deutschen Ärzteblattes aus dem Jahr 2010[1] zum Thema Patientensicherheit und Fehlermanagement wird eine strukturierte Herangehensweise abgeleitet.

Zuerst sollte herausgefunden werden, was passiert ist und zu welchem Ergebnis der Fehler oder die Fehlhandlung geführt hat, also eine Ursache/Wirkungs-Beziehung herstellen.

---

1 Barbara Hoffmann, Julia Rohe (2010). Übersichtsarbeit, Patientensicherheit und Fehlermanagement – Ursachen unerwünschter Ereignisse und Maßnahmen zu ihrer Vermeidung. Dtsch Arztebl Int 107(6): 92–99, DOI: 10.3238/arztebl.2010.0092

Als zweiter Schritt empfiehlt sich eine Analyse, welche Handlungen zu dem unerwünschten Ergebnis geführt haben und welche unsicheren Handlungen dazu beigetragen haben. Gab es Patientenfaktoren? Waren es Tätigkeits- oder Teamfaktoren oder gar individuelle Faktoren des Mitarbeiters, die zum Fehler geführt haben (beeinflussende Faktoren)?

Die logische Konsequenz aus der Fehleranalyse ist es, Maßnahmen zur Vermeidung ähnlicher Ergebnisse zu ergreifen.

In Praxen finden sich ähnliche Fehlerquellen, wie dies aus Krankenhäusern bereits bekannt ist: Die beschriebenen Medikationsfehler, Kommunikations- und Organisationsmängel, Überlastung und Kompetenzmängel können auch in der Arztpraxis zu Fehlern und kritischen Ereignissen mit Patienten führen.

Häufige Fehlerquellen in der Praxis[1]:

- Medikationsfehler
- Fehler in der Kommunikation
- Fehler in der Organisation
- Überlastung
- mangelnde Kompetenz

Da das Spektrum der niedergelassenen ambulanten Versorgung sehr breit gefächert ist und von der haus- und fachärztlichen Grundversorgung bis zu hochspezialisierten ambulanten Leistungen (Dialyse, Endoskopie, interventionelle Kardiologie, ambulantes Operieren) reicht, sind die Anforderungen an praxisindividuelle Risiko- und Fehlermanagementsysteme unterschiedlich.

Analyse von „fehlerproduzierenden Bedingungen"

Aus der Fachliteratur sind bereits einige Bedingungen bekannt, die Einfluss auf die Entstehung von Fehlern haben. Diese können in verschiedene Kategorien eingeordnet werden, wie das Arbeitsumfeld, das die Tätigkeit ausführende Individuum, die

[1] In Anlehnung an www.jeder-fehler-zaehlt.de

Planung praxisinterner Abläufe, die Patienten und auch die Zusammenarbeit im Team.

Arbeitsumfeld:

- Arbeitsbelastung
- Personalbesetzung
- technische Ausstattung und deren Wartung

Individuum:

- körperlicher Zustand
- psychische Verfassung
- Fertigkeiten, Kenntnisse, Erfahrung

Abläufe:

- Behandlungspfade
- Standard Operating Procedures (SOP)
- Monitoring
- Checklisten

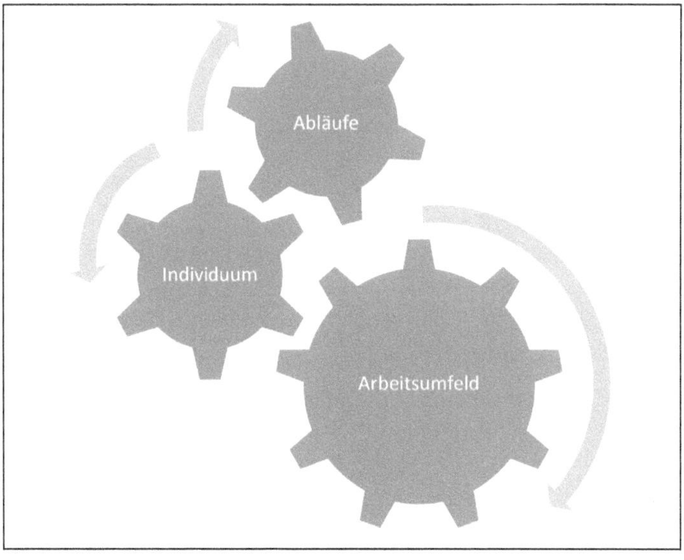

Abb. 19: Fehlerproduzierende Faktoren

Patient:

- Kooperationsfähigkeit
- Komplexität der Erkrankung
- Kommunikationsbarrieren (Sprache, Intellekt)

Team:

- Verantwortlichkeiten
- Supervision
- Kommunikation

12.2 Risikomanagement etablieren/ Fehlerkultur entwickeln

Eine Möglichkeit zur Reduzierung von Fehlern und Minimierung von Risiken besteht in der Einführung eines praxisinternen Risiko- und Fehlermanagements. Es stellt sich nun nicht die Frage: „Wer hat den Fehler gemacht?" Sondern es wird nach Analyse der fehlerproduzierenden Bedingungen im Team überlegt, wie zukünftig verhindert werden kann, dass eine gleiche oder ähnliche risikobehaftete Situation erneut auftritt. Das setzt ein Umdenken in Richtung einer anderen Fehlerkultur, also eines anderen Umgangs mit Fehlern voraus.

Ein wesentliches Merkmal dabei ist eine sanktionsfreie Möglichkeit, Fehler zuzugeben und zu melden, denn nur ein dokumentierter Fehler kann analysiert und aus diesem gelernt werden. Idealerweise können sogar Beinahe-Fehler rückgemeldet werden, so dass bereits beim Auftreten von Abweichungen der normalen Vorgehensweisen das Auftreten von Fehlern im Anfangsstadium verhindert wird.

Noch früher setzt ein Risikomanagement an, bei dem potenziell fehlerbehaftete Situationen und Abläufe in der Praxis sichtbar gemacht werden und proaktiv geeignete Strategien zu einer Fehler- und Risikovermeidung eingesetzt werden.

Damit ergibt eine wesentliche Schnittstelle zum Qualitätsmanagement: Ein entscheidender Ansatz zur Risikoreduktion und

Fehlervermeidung in der Praxis sind systematische, standardisierte und geplante Abläufe.

In den aktualisierten Richtlinien des Gemeinsamen Bundesausschusses finden sich detaillierte Ausführungen zu den Bereichen Risikomanagement und Fehlermanagement sowie Fehlermeldesysteme:

„Risikomanagement
Risikomanagement dient dem Umgang mit potenziellen Risiken, der Vermeidung und Verhütung von Fehlern und unerwünschten Ereignissen und somit der Entwicklung einer Sicherheitskultur. Dabei werden unter Berücksichtigung der Patienten- und Mitarbeiterperspektive alle Risiken in der Versorgung identifiziert und analysiert sowie Informationen aus anderen Qualitätsmanagement-Instrumenten, insbesondere die Meldungen aus Fehlermeldesystemen genutzt. Eine individuelle Risikostrategie umfasst das systematische Erkennen, Bewerten, Bewältigen und Überwachen von Risiken sowie die Analyse von kritischen und unerwünschten Ereignissen, aufgetretenen Schäden und die Ableitung und Umsetzung von Präventionsmaßnahmen. Ein relevanter Teil der Risikostrategie ist eine strukturierte Risikokommunikation.

Fehlermanagement und Fehlermeldesysteme
Der systematische Umgang mit Fehlern („Fehlermanagement") ist Teil des Risikomanagements. Zum Fehlermanagement gehört das Erkennen und Nutzen von Fehlern und unerwünschten Ereignissen zur Einleitung von Verbesserungsprozessen in der Praxis.

Fehlermeldesysteme sind ein Instrument des Fehlermanagements. Ein Fehlerberichts- und Lernsystem ist für alle fach- und berufsgruppenübergreifend niederschwellig zugänglich und einfach zu bewerkstelligen. Ziel ist die Prävention von Fehlern und Schäden durch Lernen aus kritischen Ereignissen, damit diese künftig und auch für andere vermieden werden können. Die Meldungen sollen freiwillig, anonym und sanktionsfrei durch die Mitarbeiterinnen und Mitarbeiter erfolgen. Sie werden systematisch aufgearbeitet und Handlungsempfehlungen zur Prävention werden abgeleitet, umgesetzt und deren Wirksamkeit im Rahmen des Risikomanagements evaluiert."[1]

Es gibt in Praxen einige Ansätze, um mit klassischen Risikomanagementinstrumenten und -methoden potenzielle Risiken zu vermeiden:

- medizinisches Prozessmanagement
(Nutzung von Leitlinien, Sicherstellung des Facharztstandards, Klärung und Definition von Schnittstellen)
- Organisationsmanagement
(„voll beherrschbare Bereiche", wie z. B. Hygiene und Medizinproduktesicherheit klären)
- IT-Risikomanagement
(Aspekte der Datensicherheit, des Datenschutzes und der Datenintegrität)
- strategisches Management
(Abwendung finanzieller Risiken durch die regelmäßige Auswertung von Honorarbescheiden und der Betriebswirtschaftlichen Auswertungen (BWA) und die Entwicklung praxisinterner Kennzahlen zur Kontrolle und als Frühwarnsystem)
- Personalmanagement
(strukturierte Personalentwicklung, Förderung und Beachtung der Mitarbeiterkompetenzen, Optimierung der Teamstruktur, gezielte Weiterqualifikationen).

Nur wenn ein Ablauf geplant ist, können Abweichungen von dessen Planung überhaupt erfasst und erkannt werden. Die Planung von Abläufen kann sich in für die in der Praxis häufigen Tätigkeiten in Form der Einführung von Checklisten, als Arbeitsanweisung oder Verfahrensanweisung wie auch definierten (Hygiene-) Plänen oder Einarbeitungsschemata bis hin zu Einweisungen in Medizinprodukte oder regelmäßig durchgeführten Notfalltrainings für das Praxisteam erstrecken.

---

1 Richtlinie des Gemeinsamen Bundesausschusses über grundsätzliche Anforderungen an ein einrichtungsinternes Qualitätsmanagement für Vertragsärztinnen und Vertragsärzte, Vertragspsychotherapeutinnen und Vertragspsychotherapeuten, medizinische Versorgungszentren, Vertragszahnärztinnen und Vertragszahnärzte sowie zugelassene Krankenhäuser (Qualitätsmanagement-Richtlinie/QM-RL)

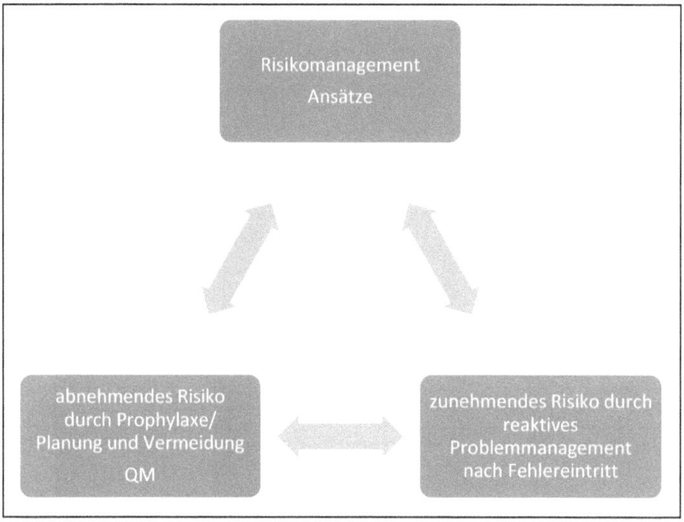

Abb. 20: Ansätze zum Risikomanagement reaktiv vs. Prospektiv

Fehlermeldesysteme oder: Aus Fehlern (anderer) lernen

Neben diesen praxisindividuellen Vorgehensweisen, wie Fehlermeldesysteme und der Einführung einer Fehlerkultur als wesentliche Merkmale eines gelebten Risikomanagements, wurden auch sogenannte **C**ritical **I**ncident **R**eporting **S**ysteme (CIRS = Berichtssysteme über kritische Vorkommnisse) entwickelt, bei denen getreu nach dem Motto: „Aus Fehlern lernen – Man muss nicht jeden Fehler selber machen!" auf Online-Plattformen Beinahe-Fehler und Fehler anonym und sanktionsfrei gemeldet werden können. Damit sind fehlerauslösende Konstellationen und deren Lösungsansätze auch für andere (und damit praxisübergreifend) zugänglich.

Eine solche Plattform für den ambulanten Bereich ist auf www.jeder-fehler-zaehlt.de zu finden. Dabei handelt es sich um ein Fehlerberichts- und Lernsystem für Hausarztpraxen.

Und unter www.cirs-ambulant.de ist ein Projekt zur Fortentwicklung von Fehlerberichts- und Lernsystemen (CIRS) für die ambulante Versorgung zu einem implementierungsreifen System des Aktionsbündnis Patientensicherheit e.V. abrufbar.

Es macht also Sinn, bereits Beinahe-Fehler zu bemerken und Fehler zu verhüten, statt die Folgen von Fehlern in der Praxis zu bewältigen. Das ist eine Möglichkeit, weg vom Risiko und hin zur Sicherheit zu kommen.

Tab. 2: Systematische Fallanalyse

Faktoren	**Beschreibung**
Patientenfaktoren	Krankheitszustand, soziale, körperliche oder psychische Bedingungen, Beziehung zwischen Patient und Praxis, Sprache, Ausdrucksfähigkeit, Persönlichkeit
Faktoren der Tätigkeit (Art der Aufgabe)	Gestaltung des Prozesses/Ablaufs; sind Protokolle/Standards vorhanden?
individuelle Faktoren des Mitarbeiters	Wissen, Fähigkeiten, Ausbildung, Stress, Gesundheit, Motivation
Teamfaktoren	verbale, geschriebene Kommunikation, Teamstruktur, Supervision, Hilfesuchen
Arbeitsbedingungen	Personalausstattung, Qualifikation des Personals, Arbeitsbelastung, Design, Vorhandensein und Wartung der Ausrüstung und Geräte, Umgebungsbedingungen, Lärm, Ablenkungen
Organisations- und Managementfaktoren	Ressourcen, Beschränkungen, Praxisstruktur (Einzelpraxis, Gemeinschaftspraxis, MVZ, Hausarzt- oder Facharztpraxis, Spezialpraxis), Vorhandensein und Umgang mit Regeln, Vorschriften, Sicherheitskultur und Prioritäten
Kontext der Institution	wirtschaftliche Situation/Bedingung der Praxis, Vorgaben durch Haftpflichtversicherungen und Gesetzgeber (QM)
Sicherheitsbarrieren	vorhanden, zuverlässig und allen bekannt? Hätten die Sicherheitsbarrieren das Ereignis verhindern können?

Es existieren in Deutschland bereits mehrere Institutionen, die sich mit dem Risiko- und Fehlermanagement in der ambulanten Versorgung beschäftigen:

- Ärztliches Zentrum für Qualität in der Medizin (ÄZQ)
- Institut für Patientensicherheit (IfPS)
- Aktionsbündnis Patientensicherheit e.V. (APS e.V.)

In allen Bereichen kann trotz vorhandener Sicherheitsbarrieren ein Risiko zum (vermeidbaren) unerwünschten Ereignis führen. Allerdings kann durch Aufmerksamkeit des gesamten am Behandlungsprozess beteiligten Teams durch die sanktionsfreie Meldung von (Beinahe-) Fehlern und systematische Fehleranalysen das Risiko für die Patienten deutlich gesenkt werden.

Die Frage ist also nicht: Wer ist schuld?

Sondern im Sinne einer Fehleranalyse:

- Wie konnte der Fehler entstehen?
- Was führte zum unerwünschten Ereignis?
- Wie lässt sich in Zukunft das Auftreten dieses Fehlers vermeiden?

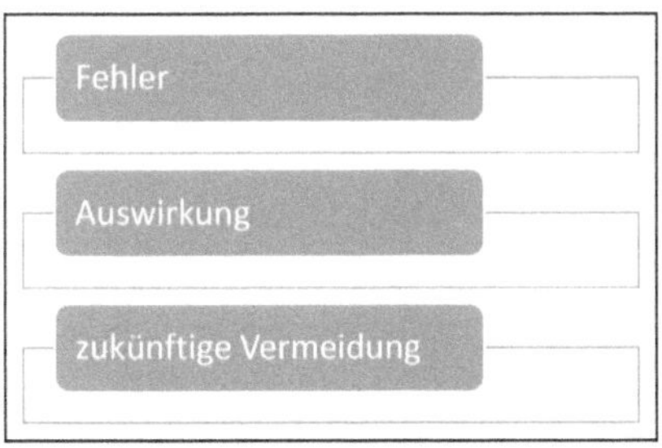

Abb. 21: Vorgehen zur Fehleranalyse

Das Team kann durch die Einführung eines „Fehlerbuches" (natürlich auch in digitaler Form innerhalb der Praxis-Verwaltungssoftware) oder standardisierte Fehlermeldungsformulare *(s. Abb. 22)* auf Fehler und Beinahe-Fehler hingewiesen werden.

Praxislogo

Beschwerde
Fehlermeldung

Beschwerde von: ____
(Name)

Fehler- Verbesserungsmeldung: Datum: ______________

Betrifft: ____

Das ist passiert / aufgefallen:
____
____
____
____
____
____

Das habe ich unternommen:
____
____
____

Meine Idee dazu:
____
____
____

Aufgenommen von: ____

Weitergeleitet an:
____

Erledigt am / Hdz: ____

Nach Bearbeitung an zuständige Person: Datum: __________Hdz.:__

Abb. 22: Fehlermeldeformular

Diese können, je nach Dringlichkeit sofort, in regelmäßigen Abständen oder auch im Rahmen der Teambesprechungen erörtert werden.

Verursachende Faktoren für Fehler können in einem (aktiven) individuellen Versagen, durch Verstöße gegen Standards und Regeln, aufgrund von mangelnder Kenntnisse oder Fähigkeiten des Personals bedingt sein oder auch in einem latenten

Versagen (Organisationsstrukturen, Management, Rahmenbedingungen) liegen. Erfolgsentscheidend ist das Eingrenzen und Aufdecken der zugrundeliegenden Mechanismen, die zum Fehler geführt haben und deren Korrektur.

12.3 Risikoanalyse in der Arztpraxis

Präventiv kann in der Praxis proaktiv eine Risikoanalyse durchgeführt werden, um potenzielle Fehlerquellen zu entdecken und deren mögliche Auswirkungen und Eintrittswahrscheinlichkeit zu bewerten. Damit kann die Konzentration auf besonders verhängnisvolle Fehler gelenkt und auch Prioritäten in der Vorgehensweise in Bezug auf das Risikomanagement gesetzt werden.

Qualitätsmanagementhandbuch

Praxis

Risikoanalyse (Vorlage zur Anwendung im Bedarfsfall)

Datum:................................
Teilnehmer: Herr/Frau

P = Eintrittswahrscheinlichkeit	S = Schwere des Fehlers	Risikofaktor
0 = unmöglich	0 = gering	0 = geringes Risiko
1 = sehr gering	1 = schwer	10 = höchstes Risiko
2 = hoch	2 = sehr schwer	
3 = sehr hoch	3 = verheerend (Tod)	

Nr	Prozeßschritt	Fehlerart	Ursache	Auswirkung	S	P	Risikofaktor	Maßnahme
1								
2								
3								
4								
5								
6								

Erstellt am: Datum Freigegeben am: Datum Seite 1 von 1

Abb. 23: Formblatt zur Erstellung einer Risikoanalyse

Für besonders kritische Bereiche sind klare Vorgehensweisen zu definieren, z. B. in der Hygiene (Hygieneplan), Notfallversorgung (regelmäßige Notfalltrainings und ein Notfallplan, in dem die Vorgehensweisen und Ansprechpartner bei Notfällen hinterlegt sind), die dokumentierte Einweisung der Mitarbeiterinnen und Mitarbeiter in Medizinprodukte nach den Vorgaben der Medizinprodukte-Verordnung[1] oder auch strukturierte Einarbeitungspläne für neue Mitarbeiter.

12.4 Digitalisierung und Risikomanagement in der Arztpraxis

Durch die verschiedenen Ansätze der Digitalisierung in der Arztpraxis rückt das Thema Datensicherheit und IT-Risikomanagement in den Vordergrund[2]. Der Ansatz, für alle in der Behandlung der Patienten tätigen Mitarbeiter die Patientendaten, die elektronische Patientenakte und die Medikation zur Verfügung zu stellen, wirft ganz konkrete Probleme mit den gesetzlichen Vorgaben der EU-Datenschutzgrundverordnung auf, da es sich bei Gesundheitsdaten um besonders schützenswerte Informationen handelt.

Das Spektrum der IT-Anwendungen für Praxen hat sich in den letzten Jahren enorm verbreitert:

- Praxis-Informationssysteme (PIS)
- Telematik-Infrastruktur (TI)
- elektronische Patientenakte (ePA)
- elektronischer Heilberufsausweis (eHBA G2)
- Praxisausweis (Security Module Card Typ-B = SMC-B)
- Versichertenstammdatenmanagement (VSDM)
- Notfalldatenmanagement (NFDM)
- elektronischer Medikationsplan (eMP)
- elektronischer Impfnachweis

---

1 neue europäische Medizinprodukteverordnung (EU-MDR) Medical Device Regulation

2 https://hub.kbv.de/site/its

- elektronisches Rezept (eRezept)
- elektronische Arbeitsunfähigkeitsbescheinigung (eAU)
- Kommunikation im Medizinwesen (KIM), um eArztbriefe zu versenden
- Videosprechstunden

In Zukunft soll der Kommunikationsdienst KIM (Kommunikation im Medizinwesen) den Praxen ermöglichen, medizinische Dokumente elektronisch und sicher mittels der Telematik-Infrastruktur (TI) auch sektorenübergreifend zu versenden und zu empfangen.

Voraussetzung für eine funktionsfähige Telematik-Infrastruktur, die auf einem E-Health-Konnektor oder ePA-Konnektor basiert, ist natürlich ein flächendeckender Breitband-Ausbau auch in ländlichen Regionen, um die Datenflut zu bewältigen.

Für einen erfolgreichen Einsatz der TI-Anwendungen sind noch weitere technische Komponenten und Dienste notwendig:

- Vertrag mit einem zugelassenen KIM-Anbieter
- Client-Modul für KIM (wird vom Anbieter gestellt)
- PVS-Modul für eine einfache Integration und Nutzung des KIM-Dienstes
- eHBA (elektronischer Heilberufsausweis) mindestens der Generation 2.0 für die qualifizierte elektronische Signatur (z. B. Versand von eArztbriefen)

Grundlegende Maßnahmen für einen sicheren Betrieb der Praxis-IT (sog. Basics):

- Firewalls einrichten
  Eine Firewall schützt Computer und Netzwerke vor Zugriffen von außen und ist eine verpflichtende Basismaßnahme.
- aktuelle Virenschutzprogramme einsetzen, um Schutz vor Viren, Würmern und Trojanern zu gewährleisten
- regelmäßige Sicherheitsupdates der in der Praxis genutzten Programme durchführen
- Anti-Phishing-Software einsetzen

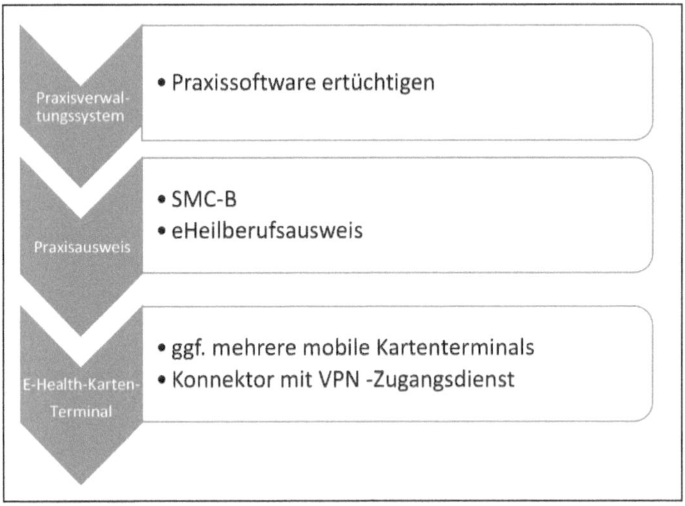

Abb. 24: Notwendige Maßnahmen in der Praxis zur Nutzung der Telematik-Infrastruktur

- regelmäßige Backups und regelmäßige Wiederherstellungstests durchführen
- schriftliches Notfallkonzept für den Fall eines Ausfalls der IT erstellen
- sichere Kommunikation mit KIM (Kommunikation im Medizinwesen)[1], anstatt Informationsaustausch per E-Mail
- sichere Aufbewahrung der Administrationsdaten
  Passwörter und Admin-Daten für den Konnektor sollten sicher und so aufbewahrt werden, dass Praxisinhaber auch ohne IT-Dienstleister Zugriff auf diese Daten haben.

Sinnvoll ist auch, eine Übersicht über die in der Praxis genutzten IT-Komponenten zu erstellen, um dann zu entscheiden, welche Anforderungen vorliegen und welche Sicherungsmaßnahmen umgesetzt werden müssen.

[1] www.kvdox.kbv.de

12.5 Datenschutz in der Arztpraxis

Um den rechtlichen Vorgaben zu genügen, lohnt sich auch ein Blick auf den Bereich des Datenschutzes in der Praxis. Die Europäische Datenschutzgrundverordnung (EU-DSGVO) hat bei ihrer Einführung im Mai 2018 zu sehr großen Irritationen und Verunsicherungen in den Praxen geführt, was auch durch die finanziellen Sanktionsdrohungen bei Verstößen gegen die Vorgaben der DSGVO bedingt war.

Auch wurde im SGB V § 75b eine eigene IT-Sicherheitsrichtlinie[1] eingefügt, die es zu beachten gilt. Eine detaillierte Auflistung dieser Vorgaben finden Sie auf den Internetseiten der KBV unter: https://hub.kbv.de/site/its.

Dort stellt die KBV umfangreiches Informationsmaterial, Hintergründe und Praxishinweise zur Verfügung, welches auch die Anforderungen nach den unterschiedlichen Praxisgrößen differenziert.

Neben diesen Vorgaben ist auch besonders auf den sicheren Umgang mit Patientendaten im Praxisalltag zu achten. Auch hier hilft eine strukturierte Vorgehensweise mithilfe eines gelebten Qualitätsmanagements, welches auch den IT-Bereich einbezieht.

Grundsätzlich sind sechs Bereiche[2] in der Praxis im Zusammenhang mit der EU-DSGVO abzudecken:

1. Verzeichnis für Verarbeitungstätigkeiten:
   Alle Tätigkeiten und Vorgänge in der Praxis, bei denen personenbezogene Daten erfasst und/oder verarbeitet werden, müssen dokumentiert werden. Dieses Verzeichnis muss den Aufsichtsbehörden bei Aufforderung vorgelegt werden.

---

[1] Richtlinie zur IT-Sicherheit in der vertragsärztlichen und vertragspsychotherapeutischen Versorgung

[2] Mustervorlagen sind bei der KBV im Downloadbereich erhältlich

2. Datenschutzplan erstellen:
   Es müssen geeignete technische und organisatorische Maßnahmen (sog. TOMs) zum Schutz vor Missbrauch der Patientendaten ergriffen werden.
   Konkrete Beispiele:
   - digitale Patientendaten werden nie unverschlüsselt übermittelt (Bsp. per E-Mail)
   - Zugriffsberechtigungen, Passwortschutz und automatische Bildsperre aktivieren (z. B. an den PCs an der Rezeption und in den Diagnostik- und Behandlungsräumen)
   - Diskretion in Anmelde- und Wartebereichen wahren und einfordern
   - Patientenakten unter Verschluss halten
   - vertrauliche Arzt-Patientengespräche erfolgen stets in geschlossenen Räumen
   - Identitätsprüfungen bei Telefonaten (Zusatzfragen nach Geburtsdatum/Wohnsitz)
   - DIN-gerechte Vernichtung von Patientenakten
   - Schulung von Mitarbeitern in Schweigepflicht und Datenschutz
3. Bereitstellung von Informationen zum Datenschutz für die Patienten:
   Alle Patienten der Praxis sind darüber zu informieren, was mit ihren Gesundheitsdaten passiert. Dies kann per Aushang, Auslage im Wartezimmer und parallel auf der Praxiswebsite erfolgen.
4. Auftragsdatenverarbeitung:
   Hier geht es um die Zusammenarbeit mit anderen Dienstleistern der Praxis, die auf Patientendaten zugreifen können (z. B. Wartung der Praxis-EDV). Hier bedarf es eines Auftragsverarbeitungsvertrages und eine Verpflichtung zur Geheimhaltung.
5. Patienteneinwilligungserklärungen:
   Diese ist für praxisinterne Vorgänge nicht notwendig, sondern nur bei Einbeziehung Dritter (z. B. private Abrechnungsstellen oder andere Ärzte/Praxen)

6. Datenschutzinformation auf der Website:
   Auch die Praxiswebsite ist an die Anforderungen der DSGVO anzupassen, indem neben dem Impressum eine separate Datenschutzinformation aufgeführt wird.

Auch für das Thema EU-DGSVO muss das Rad nicht wieder neu erfunden werden!

Anhand eines von der KBV bereitgestellten „Selbst-Check – Datenschutz in der Arztpraxis" kann der aktuelle Stand der Praxis überprüft und die noch nicht erledigten Aufgaben festgestellt und gezielt Abhilfe geschaffen werden.

Die KBV bietet nützliche Musterdokumente[1] an, die für die Praxis individualisiert werden können.

Aktenvernichtung in der Praxis[2]

Wenn in der Praxis Akten vernichtet werden, ist die DIN 66399 zu berücksichtigen. Diese teilt Datenträger je nach Schutzbedürftigkeit in drei Schutzklassen und sieben Sicherheitsstufen ein: Patientenakten gehören zur Sicherheitsstufe vier, Bewerbungen und Personalunterlagen zur Sicherheitsstufe drei.

Nur Aktenvernichter mit Partikelschnitt und der Sicherheitsstufe vier oder höher erfüllen die Kriterien der DSGVO zur Vernichtung personenbezogener Daten. Daher ist bei der Anschaffung von Aktenvernichtern auf diese Merkmale (Partikelschnitt und Sicherheitsstufe > 4) zu achten.

Beim praxisinternen Risikomanagement ist es sehr wichtig, diesen Bereich im Zusammenhang mit den Datenschutzanforderungen nicht aus den Augen zu verlieren und immer wieder die aktuellen Vorgaben für den sicheren Umgang mit Patientendaten zu kennen und umzusetzen.

---

1 https://www.kbv.de/html/datensicherheit.php

2 Quelle: Radiologen Wirtschafts Forum – Informationsdienst für Radiologen in Praxis und Klinik, 29.03.2019, Ausgabe 04/2019

Kurz & knapp

Risikomanagement in der Praxis ist ein systematisches Vorgehen, bei dem risikobehaftete Konstellationen und Abläufe entdeckt, Beinahefehler dokumentiert und aufgetretene Fehler systematisch aufgearbeitet werden. Ziel ist es, ein möglichst hohes und fehlerfreies Sicherheitsniveau zu erreichen, in dem immer wieder kritisch hinterfragt und aufmerksam korrigiert wird. Dies bezieht sich nicht nur auf das direkte Arbeitsumfeld in der Patientenbehandlung, sondern umfasst auch die Praxisorganisation inkl. Umgang mit Patientendaten und dem Datenschutz.

13 Anhang

13.1 Abkürzungsverzeichnis

AA	Arbeitsanweisung
APS	Aktionsbündnis für Patientensicherheit
ÄZQ	Ärztliches Zentrum für Qualität in der Medizin
BQS	Institut für Qualität & Patientensicherheit
BWA	Betriebswirtschaftliche Auswertung
CIRS	Critical incident reporting system
CL	Checkliste
DAkkS	Deutsche Akkreditierungsstelle
DMP	Disease Management Program
DRG	Diagnosebezogene Fallpauschalen
DSGVO	Datenschutzgrundverordnung
eAU	elektronische Arbeitsunfähigkeitsbescheinigung
EBM	Einheitlicher Bewertungsmaßstab
EFQM	European Foundation for Quality Management
eHBA	elektronischer Heilberufsausweis
eMP	elektronischer Medikationsplan
ePA	elektronische Patientenakte
EPA	Europäisches Praxisassessment
eRezept	elektronisches Rezept
EU-DSGVO	Europäische Datenschutzgrundverordnung
FFS	Fee for Service
GBA	Gemeinsamer Bundesausschuss
GOP	Gebührenordnungsposition
GP	General Practitioner
HZV	Hausarztzentrierte Versorgung

IfPS	Institut für Patientensicherheit
IGV	Integrierte Versorgung
IQM	Initiative Qualitätsmedizin
IQTIG	Institut für Qualitätssicherung und Transparenz im Gesundheitswesen
KBV	Kassenärztliche Bundesvereinigung
KIM	Kommunikation im Medizinwesen
KV	Kassenärztliche Vereinigung
KVP	Kontinuierlicher Verbesserungsprozess
LASA	look alike – sound alike (Medikamente)
MFA	Medizinische Fachangestellte
MVZ	Medizinisches Versorgungszentrum
NFDM	Notfalldatenmanagement
NHS	National Health Service (GB)
P4P	Pay for Performance
P4Q	Pay for Quality
PDCA	Plan – Do – Check – Act
PIS	Praxis-Informationssystem
PONV	postoperative nausea and vomiting
PVS	Praxisverwaltungssystem
QI	Qualitätsindikator
QISA	Qualitätsindikatorensystem für die ambulante Versorgung
QM	Qualitätsmanagement
QMH	Qualitätsmanagementhandbuch
QM-RL	Qualitätsmanagement-Richtlinie
QMS	Qualitätsmanagementsystem
QOF	Quality and Outcomes Framework (GB)
QZ	Qualitätszirkel
QZV	Qualifikationsbedingte Zusatzvolumina

RADAR	Results – Approach – Development – Assessment – Review
RUMBA	Relevant – Unterstandable – Behaviorable – Achievable
SGB V	Fünftes Sozialgesetzbuch
SMC-B	Security Module Card Typ-B (= Praxisausweis)
SOP	Standard Operating Procedure
SPC	Statistical Process Control
sQS	Sektorenübergreifende Qualitätssicherung
TI	Telematik-Infrastruktur
TOM	Technisch-Organisatorische Maßnahmen
TQM	Total Quality Management
VA	Verfahrensanweisung
VERAH	Versorgungsassistent/in in der Hausarztpraxis
VSDM	Versichertenstammdatenmanagement

13.2 Stichwortverzeichnis